肺と脳を鍛える！
1話1分
音読ドリル

齋藤 孝

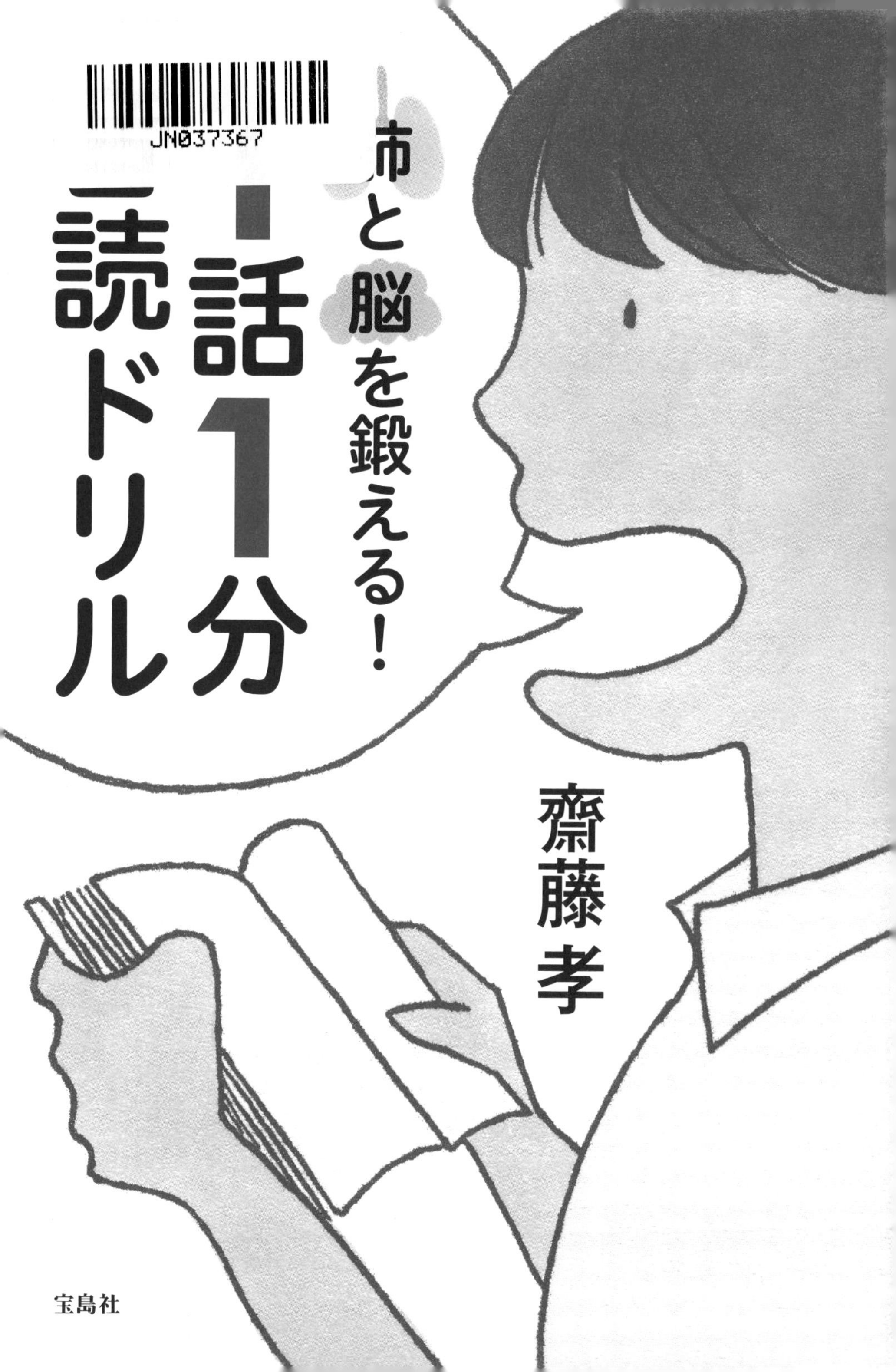

宝島社

音読でのどと肺を鍛えて肺炎予防 ——巻頭に寄せて

耳鼻咽喉科医師　西山耕一郎

誤嚥《ごえん》性肺炎予防には音読を

近年、「肺炎」は日本人の死亡原因の上位になりました。厚生労働省の調査では、1位はがん（悪性新生物）、2位は心疾患、3位は老衰、そして、4位が脳血管疾患、そして、5位が肺炎です。

さらに高齢者になると、加齢によって、物を飲み込むのどの嚥下《えんげ》機能が衰えることから、誤嚥が起きやすくなります。結果、食べた物が気管や肺のほうに入ってしまい、誤嚥性肺炎を発症してしまうのです。特に高齢者にとって、誤嚥性肺炎は老衰と診断される場合もあります。つまり、誤嚥を防ぐために飲み込む力を維持することが、健康寿命を延ばす鍵と言えるでしょう。

その観点から言えば、齋藤孝先生が本書で推奨する「音読」は、のどの筋肉を鍛え、飲み込む力の維持向上が期待できることから、非常に効果的だと言えます。

声を出すことと物を飲み込むことは似ている

声を出すことと物を飲み込むことは、ほぼ同じ臓器を使用しています。声はのど仏にある「喉頭」とよばれる部分で生まれます（図を参照）。この喉頭は物を飲み込む場合も密接にかかわります。

「喉頭」には「喉頭蓋」と呼ばれる、のどの防波堤があります。喉頭蓋は喉頭が挙上することで喉頭の入り口を塞ぎ、食べ物が気管に入らないように守ります。このときに働いているのが、喉頭挙上筋群という、のど仏を上下させる筋肉です。そもそも喉頭は宙吊りで、この喉頭挙上筋群が支えているのですが、この筋肉が衰えると重力に負けて下がります。食べ物を飲み込んでも、のど仏の挙上がスムーズにいかず、喉頭蓋が喉頭を十分に塞げず、食べ物が気管に入ってしまい、誤嚥性肺炎が起こる可能性が高くなります。

誤嚥性肺炎を防ぐには、喉頭挙上筋群、つまりのどの筋肉を普段から鍛えることが大切です。声を出すことは、のどの筋肉を鍛えることにもつながります。

発声のしくみ

肺から呼気が流れてきて、声帯を振動させることで、声となる。

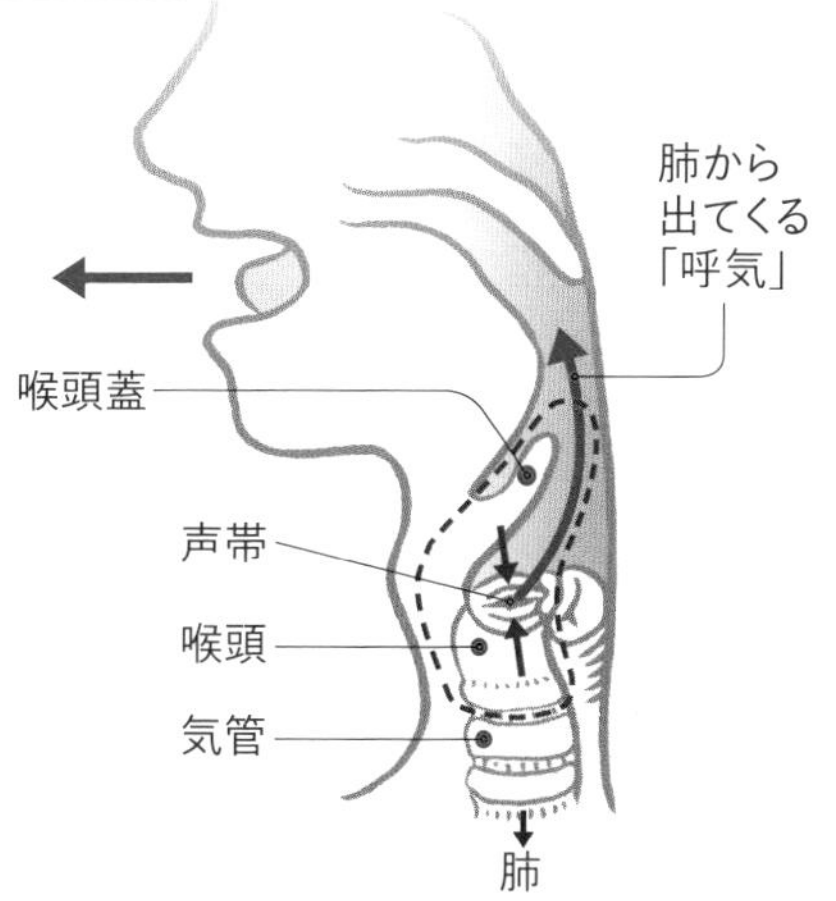

音読で肺を鍛える

また声を出すことは、基本的には息を吐く呼気の働きです。声帯を閉じて、肺から息を出すため、「口すぼめ呼吸」と同じ効果が期待できると言えます。

口すぼめ呼吸は鼻から深く息を吸い、軽く口をすぼめて、肺の中の空気を全部外へ出し切るようなイメージで息を吐く呼吸トレーニングです。肺の組織を広げ、呼吸機能や肺の機能を高める運動で、呼吸リハビリなどに取り入れられています。

普段から音読を習慣づければ、のどの筋肉と同時に、肺を鍛え、その機能を高める効果が期待できるというわけです。

声を出してストレス解消、免疫力UP!?

おしゃべり好きな人が元気に見えるように、声を出すとストレスが軽減されることは、経験上、多くの人が実感しているのではないでしょうか。ストレスが発散されれば、それだけ免疫力を上げる効果も期待できるでしょう。

本書では、1話1分でお手軽に行うことができる音読が紹介されています。もし、可能ならば毎食前に1話音読をしていただき、1日3分の音読ができれば、より効果的だと思います。

また、下の表にまとめたように、私が自著などで紹介してきた「のど体操」も合わせて行っていただくと、さらに効果が期待できるでしょう。

ぜひ、音読でのどと肺を鍛えて、肺炎などの疾患に負けないように、心がけていただけたらと思います。

◆のどと肺を鍛える「のど体操」

	やり方	回数の目安
①嚥下おでこ体操 (杉浦、藤本：2008)	おでこと手根部(手のひらの付け根部分)で押し合いっこをする。おへそをのぞき込むように、おでこを下方向へ強く力を込めながら、手根部でおでこを5秒間強く押し合いっこをする。	毎食前や空き時間に10回以上行う。
②あご持ち上げ体操 (岩田：2010改)	下を向いて力いっぱいあごを引き、同時に両手の親指であごを押し返す。のど仏が上がって入ればOK。押し合った状態で5秒間キープする。	毎食前や空き時間に10回以上行う。
③風船ふくらまし吹き戻し	風船をふくらませたり、吹き戻しを吹いたりすることで、呼吸機能の維持や向上が期待できる。市販の普通のゴム風船や吹き戻しで良い。	毎食前に5〜10回以上行う。

※西山耕一郎『肺炎がいやなら、のどを鍛えなさい』(飛鳥新社)を参考・抜粋

はじめに

音読の素晴らしさとは、なによりも声に出して読む行為そのものが楽しく、元気な気持ちになれるということです。

実際、アナウンサーや学校の先生のように、声を出し続ける職業の方というのは、拝見していると総じて若さが保たれ、心に張りがあるように感じられます。

また、音読は気持ちの面だけではなく、実は喉や肺、そして知力も鍛えてくれるという実質面があることをご存じでしょうか。

人間は加齢が進むにつれ、喉や舌の筋肉がうまく働かせられなくなり、これがたとえば、誤嚥性肺炎などの原因になることがあります。音読を続けることで喉や舌が自然に鍛えられれば、食べたり飲んだりしたものが、誤って気管のほうへ流れ込んでしまうのを防ぐことができます。

また、脳の働きの部分でも、音読中の人の脳を調べてみると、神経細胞が働いて血流が増加し、認知症患者の脳機能が回復したという報告もあります。さらに、音読により脳の前頭前野という創造性や意欲、コミュニケーション力をつかさどる部位が活性化されるなど、うつ病の改善にも効果が期待されているのです。

言い換えれば、人は喋《しゃべ》らなくなると体と心の機能が衰えてしまうということ。活力を持ってわたしたちが生きるには、まずは声を出してみることが大切なのです。

音読と聞くと、子ども向けの学習法だろうという先入観をお持ちの方も多いかもしれませんが、その効果がより顕著に表れるのは、実は子どもより大人のほう、特にご高齢の方や、お仕事で心が疲弊している社会人の方がただということなのです。

そのうえで大事なことは、声に出すときには、お腹に軽く力を入れるように意識してみることです。これは一般に「腹式発声」と呼ばれるもので、プロの歌手や俳優の方がたが得意とする発声法です。まずは背筋を伸ばして姿勢を整え、おへその下の「丹田《たんでん》」というところに力を入れることをイメージし、声を出してみましょう。はじめは、丹田に手を当て、そこに声が響くように意識してください。慣れてくれば、必要以上に喉を使わなくても、力強い声が気持ちよく出せるようになるはずです。

優れた文章を声に出して読むだけで楽しい気持ちになり、体と精神の奥に潜む力が顕在化され、心が疲弊している方もおだやかな心持ちになるのですから、音読はまさにいいことずくめです。

本書をきっかけに音読の楽しさを知っていただき、皆さんの心と体が健康になる一助となることを心より願っています。

齋藤 孝

目次

第4章 短歌・俳句・詩の名作

第5章 日本の児童文学

◉名著の引用は、巻末の参考文献を主な底本とし、漢字の振り仮名は、底本のものを現代仮名遣いに改め、そのほかの漢字には文脈により適当と考えられる振り仮名を付しました。

◉音読をしやすいように底本の漢字を旧字体から新字体に改めた箇所があります。

◉そのほか、旧仮名遣いを現代仮名遣いに改め、字下げをし、符号を省いたり、文末の符号を補ったりするなど、表記を改めた箇所があります。

◉「語彙」については、『大辞泉』(小学館)、『大辞林』(三省堂)、『日本文学小辞典』(新潮社)を参照し、引用、一部改変を行っています。

◉現代の観点では、差別的な表現・語句が使われている場合もありますが、底本の独自性・文化性を踏まえて、そのまま収録しました。

第1章
日本文学の名作①

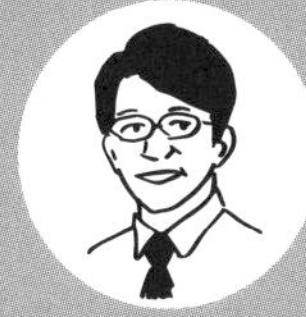

坊《ぼ》っちゃん

夏目漱石《なつめそうせき》

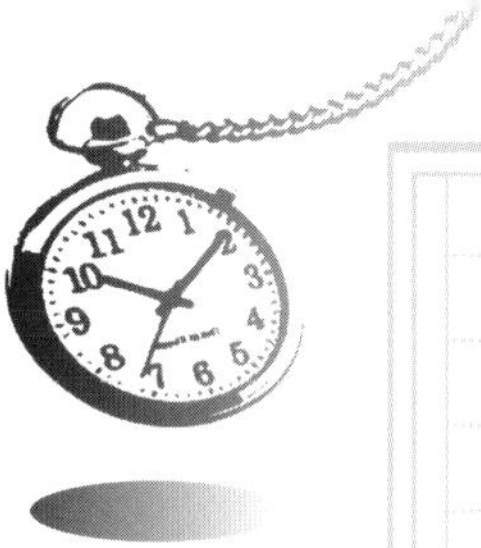

著者プロフィール
本名、金之助、江戸の牛込馬場下横町（東京都新宿区喜久井町）生まれ。英国留学後、東京帝国大学英文科の講師になり、『吾輩は猫である』を雑誌「ホトトギス」に発表。これが評判となり『坊っちゃん』を書く。その後、朝日新聞に入社。『三四郎』『こころ』などを連載した。

正直《しょうじき》に白状《はくじょう》してしまうが、おれは勇気《ゆうき》のある割合《わりあい》に智慧《ちえ》が足《た》りない。こんな時《とき》にはどうしていいかさっぱりわからない。わからないけれども、決《けっ》して負《ま》けるつもりはない。このままに済《す》ましてはおれの顔《かお》にかかわる。江戸《えど》っ子《こ》は意気《いく》地《じ》がないと云《い》われるのは残念《ざんねん》だ。

（中略）

ただ智慧《ちえ》のないところが惜《お》しいだけだ。どうしていいか分《わか》らないのが困《こま》るだけだ。困《こま》ったたっ

あらすじ

物理学校を卒業後、四国の中学に数学教師として赴任した、江戸っ子気質で直情径行の青年「坊っちゃん」。赴任先の「赤シャツ」や「野だいこ」といった教師たちの愚劣さに反発、最終的には職を投げ打って、東京へと戻る。近代小説に勧善懲悪の主題を復活させた、漱石作品の中でも広く愛読されている小説のひとつ。

て負《ま》けるものか。正直《しょうじき》だから、どうしていいか分《わか》らないんだ。世《よ》の中《なか》に正直《しょうじき》が勝《か》たないで、外《ほか》に勝《か》つものがあるか、考《かんが》えて見《み》ろ。今夜中《こんやじゅう》に勝《か》てなければ、あした勝《か》つ。あした勝《か》てなければ、あさって勝《か》つ。あさって勝《か》てなければ、下宿《げしゅく》から弁当《べんとう》を取《と》り寄《よ》せて勝《か》つまでここに居《い》る。おれはこう決心《けっしん》をしたから、廊下《ろうか》の真中《まんなか》へあぐらをかいて夜《よる》のあけるのを待《ま》って居《い》た。

語彙

智慧《ちえ》

知恵とも書く。物事の道理を判断し、処理していく心の働き。物事を筋道立てて正しく処理する能力。また、仏教用語で、相対的な世界に向かう働きである「智」と、悟りを導く作用の「慧」のこと。

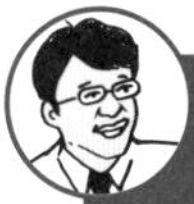

齋藤先生のここがポイント!

主人公は四国のゆったりした空気にどうにも感性が合いません。そのテンポのズレが話のおもしろさです。「勇気はあるのに智慧に欠ける」といった自己認識からは、主人公の性格が垣間見えて微笑ましさを覚えます。

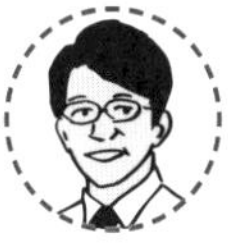

音読していると落語の世界に入り込んだような気分になります。軽やかに読みながら世界観を楽しみましょう。

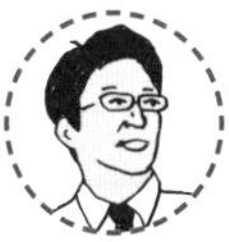

息のキレ、勢いが大事です。テンポよく流れるように、威勢よく読んでみましょう。読むごとに語彙力も身につく作品です。

それから

夏目《なつめ》漱石《そうせき》

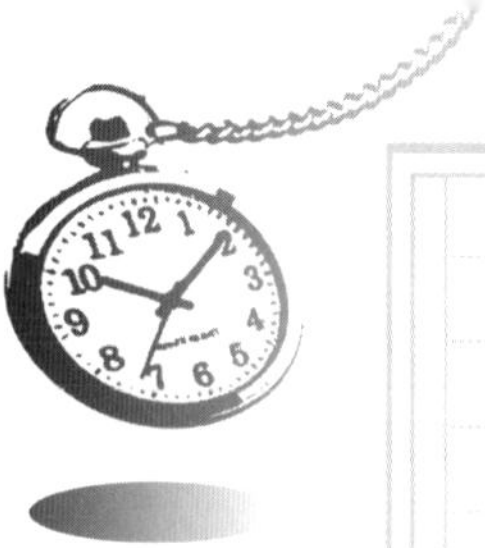

彼《かれ》の考《かんが》えによると、人間《にんげん》はある目的《もくてき》をもって、生《うま》れたものではなかった。これと反対《はんたい》に、生《うま》れた人間《にんげん》に、始《はじ》めてある目《もく》的《てき》ができて来《く》るのであった。最初《さいしょ》から客《きゃっ》観的《かんてき》にある目的《もくてき》を拵《こしら》えて、それを人間《にんげん》に付着《ふちゃく》するのは、その人間《にんげん》の自由《じゆう》な活動《かつどう》を、すでに生《うま》れる時《とき》に奪《うば》ったと同《おな》じ事《こと》に

あらすじ

長井代助は、かつて恋人の三千代を友人の平岡に譲ったものの、彼女への未練が募る毎日を送る。平岡夫妻は大阪での生活を切り上げ、帰京するが、夫婦の間には亀裂が生じている。改めて三千代への愛情を自覚した代助は、彼女に思いの丈を告白する。

著者プロフィール

本名、金之助、江戸の牛込馬場下横町（東京都新宿区喜久井町）生まれ。英国留学後、東京帝国大学英文科の講師になり、『吾輩は猫である』を雑誌「ホトトギス」に発表。これが評判となり『坊っちゃん』を書く。その後、朝日新聞に入社。『三四郎』『こころ』などを連載した。

なる。だから人間《にんげん》の目的《もくてき》は、生《う》まれた本人《ほんにん》が、本人自身《ほんにんじしん》に作《つく》ったものでなければならない。けれども、いかな本人《ほんにん》でも、これを随意《ずいい》に作《つく》る事《こと》はできない。自己存在《じこそんざい》の目的《もくてき》は、自己存在《じこそんざい》の経過《けいか》が、すでにこれを天下《てんか》に向《むか》って発表《はっぴょう》したと同様《どうよう》だからである。

語彙

自由《じゆう》

自分の意のままに振る舞うことができる状態。勝手気ままなこと。わがまま。ほかから強制・拘束・妨害を受けず、自主的・主体的に自己自身の本性に従うこと。

齋藤先生のここがポイント！

友人の妻に愛の告白をするという行為。世の倫理観との対決とも言うべきギリギリの状態に主人公は置かれています。背負う運命の重さ、罪悪感、抑えきれない愛。同じ漱石の作でも『坊っちゃん』の世界観とは対照的です。

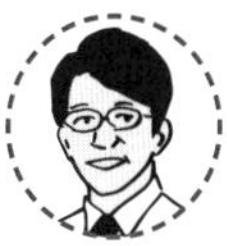

どの時代でも人が模索する「生きる意味」への答え。主人公の思いを自分に重ね合わせて読んでみましょう。

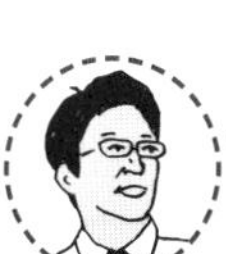

高等教育を受けながら職につかず、読書をして暮らすという「高等遊民」のフワッとした空気は、今の時代にも共通しそうです。

こころ

夏目漱石《なつめそうせき》

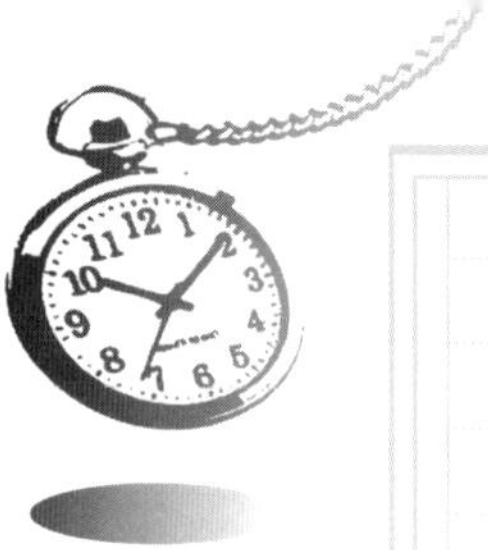

あらすじ

親友Kを裏切り恋人を得るも、Kが自殺したために罪悪感にさいなまれ、ついに自らも死を選ぶ「先生」という、孤独な明治知識人の内面を描いた作品。「私」という学生の視点から間接的に「先生」を描く前半、「先生の遺書」と題され、「先生」自身の告白からなる後半に分かれる。

「私《わたし》は淋《さび》しい人間《にんげん》です」と先生《せんせい》はその晩《ばん》またこの間《あいだ》の言葉《ことば》を繰《く》り返《かえ》した。「私《わたし》は淋《さび》しい人間《にんげん》ですが、ことによるとあなたも淋《さび》しい人間《にんげん》じゃないですか。私《わたし》は淋《さび》しくっても年《とし》を取《と》っているから、動《うご》かずにいられるが、若《わか》いあなたはそうは行《い》かないのでしょう。動《うご》けるだけ動《うご》きたいのでしょう。動《うご》いて何《なに》かにぶつかりたいのでしょう。……」

「私《わたし》はちっとも淋《さむ》しくはありません」

「若《わか》いうちほど淋《さび》しいものはありません。そんならなぜあなたはそうたびたび私《わたし》の宅《うち》へ来《く》るのですか」

著者プロフィール

本名、金之助、江戸の牛込馬場下横町（東京都新宿区喜久井町）生まれ。英国留学後、東京帝国大学英文科の講師になり、『吾輩は猫である』を雑誌「ホトトギス」に発表。これが評判となり『坊っちゃん』を書く。その後、朝日新聞に入社。『三四郎』『こころ』などを連載した。

ここでもこの間《あいだ》の言葉《ことば》がまた先生《せんせい》の口《くち》から繰《く》り返《かえ》された。
「あなたは私《わたし》に会《あ》ってもおそらくまだ淋《さび》しい気《き》がどこかでしているでしょう。私《わたし》にはあなたのためにその淋《さび》しさを根元《ねもと》から引《ひ》き抜《ぬ》いてあげるだけの力《ちから》がないんだから。あなたはほかの方《ほう》を向《む》いて今《いま》に手《て》を広《ひろ》げなければならなくなります。今《いま》に私《わたし》の宅《うち》の方《ほう》へは足《あし》が向《む》かなくなります」
先生《せんせい》はこう云《い》って淋《さび》しい笑《わら》い方《かた》をした。

語彙

淋《さび》しい

「寂しい」とも書く。心が満たされず、物足りない気持ち。仲間や相手がいなくて心細いこと。人の気配がなく、ひっそりとしているさま。

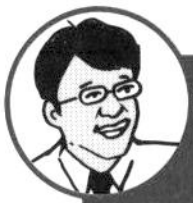

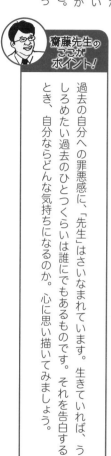

齋藤先生のここがポイント！

過去の自分への罪悪感に、「先生」はさいなまれています。生きていれば、うしろめたい過去のひとつくらいは誰にでもあるものです。それを告白するとき、自分ならどんな気持ちになるのか。心に思い描いてみましょう。

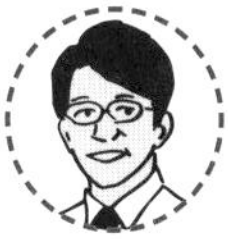

「先生」の持つ物静かなキャラクターを自分に重ね、ゆったりしたトーンで、じっくりと読んでみましょう。

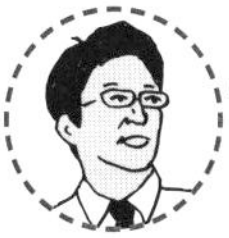

「淋しい笑い方」とはどんな笑い方で、具体的にどんな声のトーンになるでしょうか。想像しながら読んでみましょう。

舞姫《まいひめ》

森鷗外《もりおうがい》

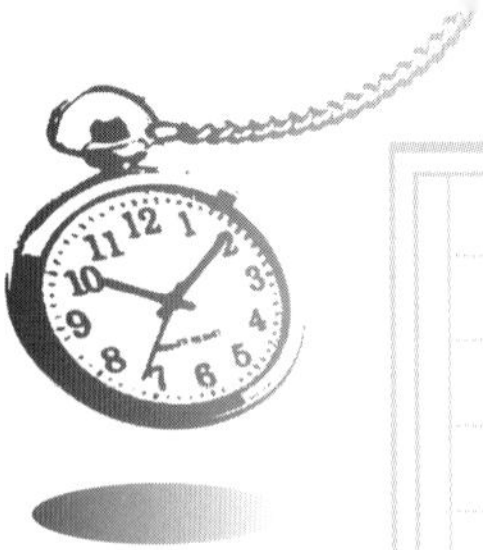

社《しゃ》の報酬《ほうしゅう》はいふ《う》に足《た》らぬほどなれど、棲家《すみか》をもうつし、午餐《ひるげ》に往《い》く食店《たべものみせ》をもかへ《え》たらんには、微《かすか》なる暮《くら》しは立《た》つべし。兎角思案《とかうしあん》する程《ほど》に、心《こころ》の誠《まこと》を顕《あらわ》はして、助《たすけ》の綱《つな》をわれに投《な》げ掛《か》けしはエリスなりき。かれはいかに母《はは》を説《と》き動《うご》かしけん、余《よ》は彼等親子《かれらおやこ》の家《いえ》に寄寓《きぐう》することゝ《と》なり、エリスと余《よ》とはいつよりとはなしに、有《あ》るか無《な》きかの収入《しゅうにゅう》を合《あわ》せて、憂《う》きがなかにも楽《たの》しき月日《つきひ》を送《おく》りぬ。

朝《あさ》の珈琲《カツフエエ》果《は》つれば、彼《かれ》は温習《おんしゅう》に往《い》き、さらぬ日《ひ》には家《いえ》に留《とど》まりて、余《よ》はキヨオニヒ街《がい》の間口《まぐち》せまく奥《おく》

著者プロフィール

東京大学医学部を卒業後、陸軍軍医としてドイツで4年を過ごす。帰国後に『舞姫』などを発表。日清戦争への出征を経て、明治42年に創刊された「スバル」に『ヰタ・セクスアリス』『雁』などを寄稿。大正5年、「中央公論」に『高瀬舟』を発表。晩年は帝室博物館総長などを歴任した。

あらすじ

法制調査のためドイツに派遣された太田豊太郎は、舞姫エリスと出会い、恋に落ちる。免官された後は、エリスとともに幸せな日々を過ごした。しかし、親友のはからいで、日本復帰が決まり、豊太郎は帰国の途へつくこととなる。残されたエリスは、豊太郎の子を身ごもっていた。

行《ゆき》のみいと長《なが》き休息所《きゅうそくじょ》に赴《おもむ》き、あらゆる新聞《しんぶん》を読《よ》み、鉛筆《えんぴつ》取《と》り出《い》でて彼此《かれこれ》と材料《ざいりょう》を集《あつ》む。この截《き》り開《ひら》きたる引窓《ひきまど》より光《ひかり》を取《と》れる室《へや》にて、定《さだま》りたる業《わざ》なき若《わこ》人《うど》、多《おお》くもあらぬ金《かね》を人《ひと》に借《か》して己《おの》れは遊《あそ》び暮《くら》す老《ろう》人《じん》、取引所《とりひきじょ》の業《わざ》の隙《ひま》を偸《ぬす》みて足《あし》を休《やす》むる商人《あきうど》などと臂《ひじ》を並《なら》べ、冷《ひややか》なる石卓《いしづくえ》の上《うえ》にて、忙《せわ》はしげに筆《ふで》を走《はし》らせ、小《こ》をんなが持《も》て来《きた》る一盞《ひとつき》の珈琲《カツフエエ》の冷《さ》むるをも顧《かえり》みず、明《あけ》きたる新聞《しんぶん》の細長《ほそなが》き板《いた》ぎれに挿《はさ》みたるを、幾種《いくいろ》となく掛《か》け聯《つら》ねたるかたへの壁《かべ》に、いく度《ど》となく往来《おうらい》する日本人《にほんじん》を、知《し》らぬ人《ひと》は何《なん》とか見《み》けん。

齋藤先生のここがポイント！

格調高く、キリッと締まった鷗外ならではの文語体で織りなされた作品です。留学したドイツでエリスと恋に落ち、新しい職についた場面です。国を背負うべき責を負った主人公の胸中を想像しながら読んでみてください。

語彙

温習《おんしゅう》
繰り返し習うこと。復習。おさらい。芸事などの総ざらいに、習った成果を発表する場のことを「温習会」とも呼ぶ。

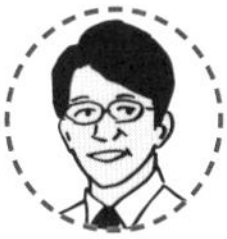

今の時代にこのレベルの文章を書ける人はおそらくはいません。いわば失われた日本語の美しさをじっくりと味わってみてください。

阿部一族《あべいちぞく》

森鷗外《もりおうがい》

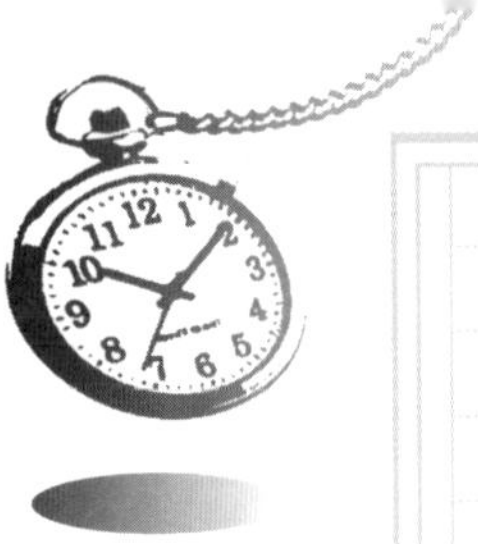

殉死《じゅんし》を許《ゆる》した家臣《かしん》の数《かず》が十八人《じゅうはちにん》になった時《とき》、五十《ごじゅう》余年《よねん》の久《ひさ》しい間《あいだ》治乱《ちらん》の中《うち》に身《み》を処《しょ》して、人情世故《にんじょうせいこ》に飽《あ》くまで通《つう》じていた忠利《ただとし》は病苦《びょうく》の中《なか》にも、つくづく自分《じぶん》の死《し》と十八人《じゅうはちにん》の侍《さむらい》の死《し》とに就《つ》いて考《かんが》えた。生《しょう》あるものは必《かなら》ず滅《めっ》する。老木《ろうぼく》の朽《く》ち枯《か》れる傍《そば》で、若木《わかぎ》は茂《しげ》り栄《さか》えて行《い》く。嫡子《ちゃくし》光尚《みつひさ》の周囲《しゅうい》にいる少壮者《わかもの》どもから見《み》れば、自分《じぶん》の任用《にんよう》している老成人《としより》等《ら》は、もういなくて好《よ》いのである。邪魔《じゃま》にもなるのである。自分《じぶん》は彼等《かれら》を生《い》きながらえさせて、自分《じぶん》にしたと同《おな》じ奉公《ほうこう》を光尚《みつひさ》にさせたいと思《おも》うが、その奉公《ほうこう》を光尚《みつひさ》

あらすじ

肥後藩主・細川忠利の死に、阿部弥一右衛門は殉死者として加えられなかった。そのため、周囲からの非難もあり、無念腹を切ることとなる。嫡子・権兵衛はこのために禄高を減らされ、忠利の一周忌に、武士を棄てる行動に出て、縛り首となる。阿部一族は権兵衛の屋敷に立てこもり、滅亡する。

著者プロフィール

東京大学医学部を卒業後、陸軍軍医としてドイツで4年を過ごす。帰国後に『舞姫』などを発表。日清戦争への出征を経て、明治42年に創刊された「スバル」に『ヰタ・セクスアリス』『雁』などを寄稿。大正5年、「中央公論」に『高瀬舟』を発表。晩年は帝室博物館総長などを歴任した。

にするものは、もう幾人《いくにん》も出来《でき》ていて、手《て》ぐすね引《ひ》いて待《ま》っているかも知《し》れない。自分《じぶん》の任用《にんよう》したものは、年来《ねんらい》それぞれの職分《しょくぶん》を尽《つ》くして来《く》るうちに、人《ひと》の怨《うらみ》をも買《か》っていよう。少《すく》くも媢嫉《そねみ》の的《まと》になっているには違《ちが》いない。そうして見《み》れば、強《し》いて彼等《かれら》にながらえていろと云《い》うのは、通達《つうたつ》した考《かんがえ》ではないかも知《し》れない。殉死《じゅんし》を許《ゆる》して遣《や》ったのは慈悲《じひ》であったかも知《し》れない。こう思《おも》って忠利《ただとし》は多少《たしょう》の慰藉《いしゃ》を得《え》たような心持《こころもち》になった。

語彙

殉死《じゅんし》
主君が死亡した際に、臣下が後を追って自殺すること。

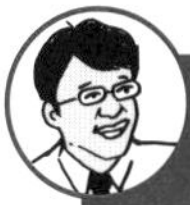

齋藤先生のここがポイント!

武家社会の理不尽さに翻弄された武士たちの悲壮感が、読むごとにあふれ出てきます。忠義という概念が、江戸の前期にどれほど重いものだったのか。時代背景を考えつつ、殉死を望む当時の人の心を読み解いてください。

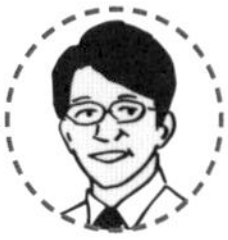

武士たちの厳格な心情を強くイメージしながら、背筋をきちっと伸ばして音読してみましょう。

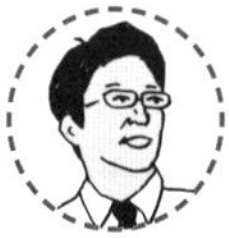

時代劇のナレーションをするような気分で、芝居がかって読んでみるのもおもしろいかもしれません。

雁《がん》

森鷗外《もりおうがい》

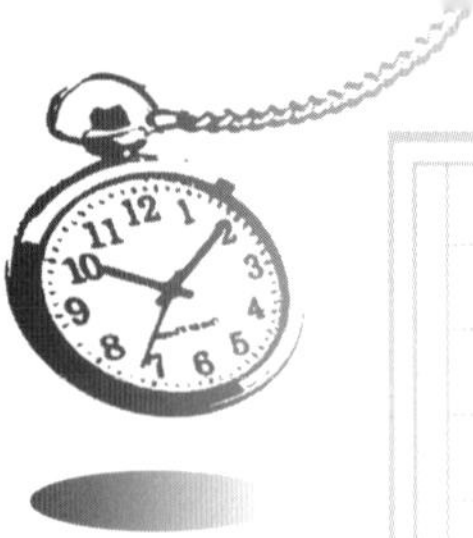

僕《ぼく》の胸《むね》の中《うち》では種々《しゅじゅ》の感情《かんじょう》が戦《たたか》っていた。この感情《かんじょう》には自分《じぶん》を岡田《おかだ》の地位《ちい》に置《お》きたいということが根調《こんちょう》をなしている。しかし僕《ぼく》の意識《いしき》はそれを認識《かくにん》することを嫌《きら》っている。僕《ぼく》は心《こころ》の内《うち》で、「なに、己《おれ》がそんな卑劣《ひれつ》な男《おとこ》なものか」と叫《さけ》んで、それを打《う》ち消《け》そうとしている。そしてこの抑制《よくせい》が功《こう》を奏《そう》せぬのを、僕《ぼく》は憤《いきどお》っている。自分《じぶん》を岡田《おかだ》の地位《ちい》に置《お》きたいというのは、彼女《かのおんな》の誘惑《ゆうわく》に身《み》を任《まか》せたいと思《おも》うのではない。ただ岡田《おかだ》の

あらすじ

高利貸・末造の妾であるお玉は、毎夕、家の前を散歩する医科大学生の岡田に思慕をよせる。末造が留守の折に、お玉は岡田を家に招くも、岡田は友人を伴っており、2人きりになれない。それは、岡田がドイツへ留学するため下宿を引き払う前日のことだった。

著者プロフィール

東京大学医学部を卒業後、陸軍軍医としてドイツで4年を過ごす。帰国後に『舞姫』などを発表。日清戦争への出征を経て、明治42年に創刊された「スバル」に『ヰタ・セクスアリス』『雁』などを寄稿。大正5年、「中央公論」に『高瀬舟』を発表。晩年は帝室博物館総長などを歴任した。

ように、あんな美《うつく》しい女《おんな》に慕《した》われたら、さぞ愉《ゆ》快《かい》だろうと思《おも》うに過《す》ぎない。そんなら慕《した》われてどうするか、僕《ぼく》はそこに意志《いし》の自由《じゆう》を保留《ほりゅう》しておきたい。僕《ぼく》は岡田《おかだ》のように逃《に》げはしない。僕《ぼく》は逢《あ》って話《はなし》をする。自分《じぶん》の清潔《せいけつ》な身《み》は汚《よご》さぬが、逢《あ》って話《はなし》だけはする。そして彼女《かのおんな》を妹《いもうと》の如《ごと》くに愛《あい》する。彼女《かのおんな》の力《ちから》になって遣《や》る。彼女《かのおんな》を淤泥《おでい》の中《うち》から救抜《きゅうばつ》する。僕《ぼく》の想像《そうぞう》はこんな取留《とりとめ》のない処《ところ》に帰着《きちゃく》してしまった。

語彙

淤泥《おでい》
「汚泥」とも書く。汚いどろ。人を堕落させるような、好ましくない環境。

齋藤先生のここがポイント！

1人の女をめぐって2人の男が葛藤するという設定は、明治の文学にしばしば登場します。末造の妾のお玉と医学生の岡田の存在が話の軸ではありますが、語り手の「僕」(岡田の友人)の心情の吐露で構成された作品です。

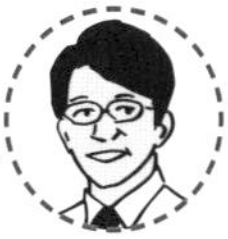

悶々とする「僕」の切ない情感や、妾として囲われながらも学生に抱くお玉の慕情。時代の空気も味わいながら読んでみてください。

鼻《はな》

芥川龍之介《あくたがわりゅうのすけ》

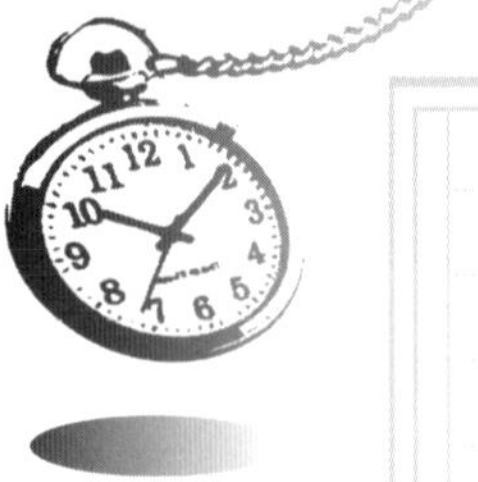

——人間《にんげん》の心《こころ》には互《たがい》に矛盾《むじゅん》した二《ふた》つの感《かん》情《じょう》がある。勿論《もちろん》、誰《だれ》でも他人《たにん》の不幸《ふこう》に同情《どうじょう》しない者《もの》はない。ところがその人《ひと》がその不幸《ふこう》を、どうにかして切《き》りぬける事《こと》が出来《でき》ると、今度《こんど》はこっちで何《なん》となく物足《ものた》りないような心《こころ》もちがする。少《すこ》し誇張《こちょう》していえば、もう一度《いちど》その人《ひと》を、同《おな》じ不幸《ふこう》に陥《おとしい》れて見《み》たいよ

あらすじ

高僧・禅智内供は、その長い鼻によって自尊心を傷つけられる毎日を送っていた。ある日、弟子が鼻を短くする秘法を聞き込み、試したところ見事に成功する。しかし、人々は前にも増して、内供の鼻を嘲笑した。ある夜、鼻は水気をふくんで、もとに戻ってしまう。あれだけ嫌っていた長い鼻にもかかわらず、内供の心持ちは晴ればれとしたものとなる。

著者プロフィール

12歳で母方の実家の養子に入り、芥川姓となる。東京帝国大学在学中に菊池寛らと同人誌「新思潮」を発表し、夏目漱石の門下生の集まり「木曜会」へも参加。小説『鼻』が漱石に絶賛される。その後も『芋粥』『藪の中』など、主に短編小説を多く世に残した。

うな気《き》にさえなる。そうして何時《いつ》の間《ま》にか、消極的《しょうきょくてき》ではあるが、ある敵意《てきい》をその人《ひと》に対《たい》して抱《いだ》くような事《こと》になる。――内供《ないぐ》が、理由《りゆう》を知《し》らないながらも、何《なん》となく不快《ふかい》に思《おも》ったのは、池《いけ》の尾《お》の僧俗《そうぞく》の態度《たいど》に、この傍観者《ぼうかんしゃ》の利己主義《りこしゅぎ》をそれとなく感《かん》づいたからに外《ほか》ならない。

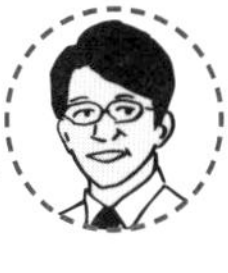

長い鼻は短くなったのに、なぜか周りの者は前よりも笑う。他人の利己主義的なまなざしにさらされた心情を想像しながら読んでみましょう。

齋藤先生のここがポイント!

長い鼻は、世の誰もが持つコンプレックスの象徴です。劣等感との闘いは自分との闘い、他人の目との闘いです。一方で、他人という傍観者は利己的で無責任だということ。それを僧侶の心情の変化を介して読み取りましょう。

語彙

矛盾《むじゅん》

物事の道理が一貫していないこと。つじつまが合わないこと。どんな盾もつらぬく矛とどんな矛でも防ぐ盾という『韓非子』の故事から生まれた言葉。

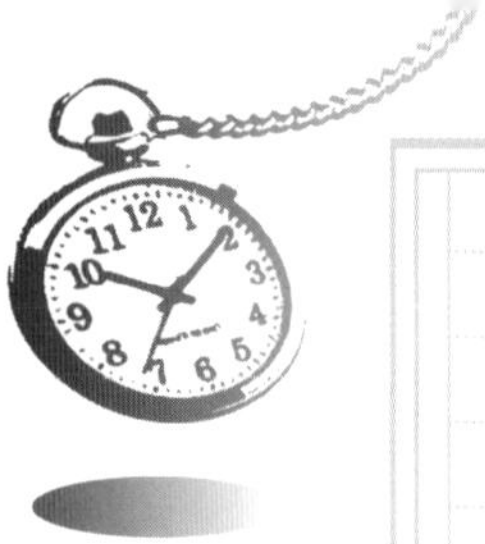

地獄変《じごくへん》

芥川龍《あくたがわりゅう》之《の》介《すけ》

それからあの良秀《よしひで》が、目前《もくぜん》で娘《むすめ》を焼《や》き殺《ころ》されながら、それでも屏風《びょうぶ》の画《え》を描《えが》きたいというその木石《ぼくせき》のような心《こころ》もちが、やはり何《なに》かとあげつらはれたようでございます。中《なか》にはあの男《おとこ》を罵《ののし》って、画《え》のためには親子《おやこ》の情愛《じょうあい》も忘《わす》れてしまう、人面獣心《じんめんじゅうしん》の曲者《くせもの》だなどと申《もう》すものもございました。あの横川《よかわ》の僧都様《そうずさま》などは、こういう考《かんが》えに味方《みかた》をなすった御一人《おひとり》で、「如何《いか》に一芸一《いちげいいち》能《のう》に秀《ひい》でようとも、人《ひと》として五常《ごじょう》を弁《わきま》えねば、地獄《じごく》に堕《お》ちる外《ほか》はない」などと、よく仰有《おっしゃ》ったものでございます。

ところがその後《ご》一月《ひとつき》ばかり経《た》って、いよいよ地獄《じごく》

あらすじ

堀川の大殿に庇護されている絵仏師・良秀は、大殿に地獄変の屏風絵を依頼される。良秀は燃える牛車の中で、上臈の悶え苦しむさまが見たいと願い出る。その夜、猛火につつまれた車に縛られていたのは、良秀の娘だった。良秀は娘の死にざまを目の当たりにしながら、筆を走らせる。屏風絵が完成した次の夜、良秀は自殺する。

著者プロフィール

12歳で母方の実家の養子に入り、芥川姓となる。東京帝国大学在学中に菊池寛らと同人誌「新思潮」を発表し、夏目漱石の門下生の集まり「木曜会」へも参加。小説『鼻』が漱石に絶賛される。その後も『芋粥』『藪の中』など、主に短編小説を多く世に残した。

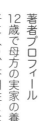

変《へん》の屏風《びょうぶ》が出来上《できあが》りますと良秀《よしひで》は早速《さっそく》それを御邸《おやしき》へ持《も》って出《で》て、恭《うやうや》しく大殿様《おおとのさま》の御覧《ごらん》に供《そ》えました。丁《ちょう》度《ど》その時《とき》は僧都様《そうずさま》も御居合《おいあ》わせになりましたが、屏風《びょうぶ》の画《え》を一目《ひとめ》御覧《ごらん》になりますと、さすがにあの一帖《いちじょう》の天《てん》地《ち》に吹《ふ》き荒《すさ》んでいる火《ひ》の嵐《あらし》の恐《おそ》しさに御驚《おおどろ》きなすったのでございましょう。それまでは苦《にが》い顔《かお》をなさりながら、良秀《よしひで》の方《ほう》をじろじろ睨《ね》めつけていらしったのが、思《おも》わず知《し》らず膝《ひざ》を打《う》って、「出《で》かしおった」と仰有《おっしゃ》いました。この言《ことば》を御聞《おきき》になって、大殿様《おおとのさま》が苦笑《くしょう》なすった時《とき》の御容子《ごようす》も、いまだに私《わたし》は忘《わす》れません。

語彙

人面獣心《じんめんじゅうしん》

顔は人間だが、心はけだものに等しいこと。恩義や人情を知らない、冷酷非情な者のたとえ。『史記』の「匈奴伝」に由来する言葉。

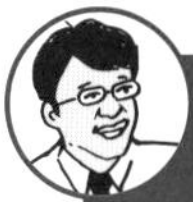

齋藤先生のここがポイント！

狂気と正気の狭間に生きる絵仏師の心情が、激烈な物語に乗せて描き出されています。芸術のためには地獄の淵さえのぞいてみたくなるという究極のエゴイズム。その情念を作品を読みながら感じ取ってください。

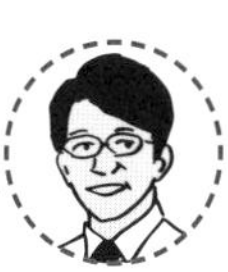

芸術に取りつかれた絵仏師と残酷な大殿様。2人の心のやりとりを想像しながら読んでみましょう。

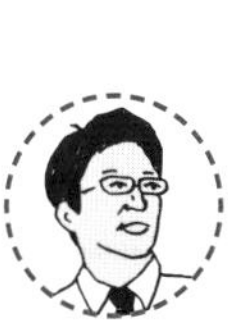

醜い容貌で性格もねじ曲がっているという良秀は、普段どんな思いで芸術に取り組んでいたのでしょうか。

刺青《しせい》

谷崎潤一郎《たにざきじゅんいちろう》

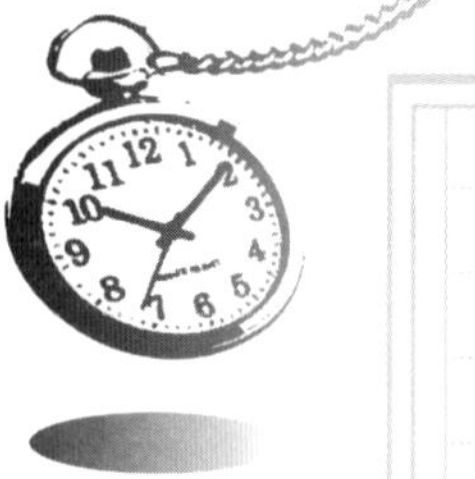

昨日《きのう》とは打《う》って変《かわ》った女《おんな》の態度《たいど》に、清吉《せいきち》は一《ひ》と方《かた》ならず驚《おどろ》いたが、云《い》われるままに独《ひと》り二階《にかい》に待《ま》って居《い》ると、凡《およ》そ半時《はんとき》ばかり経《た》って、女《おんな》は洗《あら》い髪《がみ》を両肩《りょうかた》へすべらせ、身《み》じまいを整《ととの》えて上《あが》って来《き》た。そうして苦痛《くるしみ》のかげもとまらぬ晴《は》れやかな眉《まゆ》を張《は》って、欄干《らんかん》に靠《もた》れながらおぼろにかすむ大空《おおぞら》を仰《あお》いだ。

「この絵《え》は刺青《ほりもの》と一緒《いっしょ》にお前《まえ》にやるから、それを持《も》ってもう帰《かえ》るがいい」

こう云《い》って清吉《せいきち》は巻物《まきもの》を女《おんな》の前《まえ》にさし置《お》いた。

著者プロフィール

東京帝国大学在学中に有志と文芸誌「新思潮」を創刊。戯曲『誕生』や『象』、小説『刺青』などを発表し、永井荷風がこれを絶賛。文壇での地位を確立する。大の地震嫌いで知られ、関東大震災後は関西へ移住。代表作『春琴抄』などを発表する。『源氏物語』の現代語訳にも携わった。

あらすじ

刺青師の清吉は、かねてより美しい女の肌に自分の魂を彫り込みたいと思っていた。駕籠の簾から垣間見た女の足に魅せられ、その美女を誘って、女郎蜘蛛を彼女の肌に彫る。刺青が完成したとき、美女の背で、蜘蛛はまるで生きているように、妖艶な輝きを見せた。

「親方《おやかた》、私《わたし》はもう今迄《いままで》のような臆病《おくびょう》な心《こころ》を、さらりと捨《す》ててしまいました。——お前《まえ》さんは真先《まっさき》に私《わたし》の肥料《こやし》になったんだねえ」

と、女《おんな》は剣《つるぎ》のような瞳《ひとみ》を輝《かがや》かした。その耳《みみ》には凱歌《がいか》の声《こえ》がひびいて居《い》た。

「帰《かえ》る前《まえ》にもう一遍《いっぺん》、その刺青《ほりもの》を見《み》せてくれ」

清吉《せいきち》はこう云《い》った。

女《おんな》は黙《だま》って頷《うなず》いて肌《はだ》を脱《ぬ》いた。折《おり》から朝日《あさひ》が刺《ほり》青《もの》の面《おもて》にさして、女《おんな》の背《せなか》は燦爛《さんらん》とした。

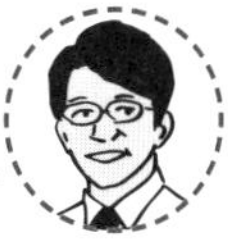

「置いた」「云った」とすべて「～た」の形で終わるところが小気味いい。「脱いだ」ではなく、あえて「脱いた」。音読向きの作品です。

語彙

燦爛《さんらん》
きらびやかに光り輝くさま。華やかで美しいさま。

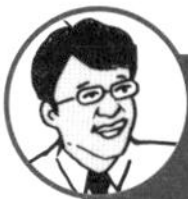

齋藤先生のここがポイント!

巨大な刺青を入れられた小娘が、泣き悲しむどころか魔性の女へと変貌する設定が斬新で、不思議な清々しさすら感じます。男を肥やしに強い女へと成長する展開は、現代の恋愛映画やドラマにも通じるものがありそうです。

吉野葛《よしのくず》

谷崎潤一郎《たにざきじゅんいちろう》

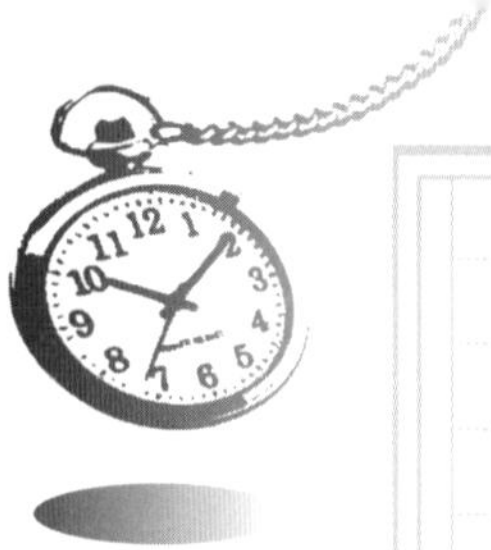

「さっきも云《い》ったように、その女《おんな》の児《こ》は丸出《まるだ》しの田舎娘《いなかむすめ》で決《けっ》して美人《びじん》でも何《なん》でもない。あの寒《かん》中《ちゅう》にそんな水仕事《みずしごと》をするんだから、手足《てあし》も無細《ぶさい》工《く》で、荒《あ》れ放題《ほうだい》に荒《あ》れている。けれども僕《ぼく》は、大方《おおかた》あの手紙《てがみ》の文句《もんく》、『ひびあかぎれに指《ゆび》のさきちぎれるよふ《う》にて』と云《い》う——あれに暗《あん》示《じ》を受《う》けたせいか、最初《さいしょ》に一《ひ》と眼水《めみず》の中《なか》に漬《つ》かっている赤《あか》い手《て》を見《み》た時《とき》から、妙《みょう》にその娘《むすめ》が気《き》に入《い》ったんだ。それに、そう云《い》えばこう、何《ど》

著者プロフィール

東京帝国大学在学中に有志と文芸誌「新思潮」を創刊。戯曲『誕生』や『象』、小説『刺青』などを発表し、永井荷風がこれを絶賛。文壇での地位を確立する。大の地震嫌いで知られ、関東大震災後は関西へ移住。代表作『春琴抄』などを発表する。『源氏物語』の現代語訳にも携わった。

あらすじ

南朝の伝説に題材を得た歴史小説を考案していた「私」が、大和の吉野を旅しながら、案内役の友人・津村から母親への思慕が込められた身の上話を聞かされる。次第にその話に惹き込まれていく、という随筆的な小説作品。谷崎潤一郎の生涯のテーマだった永遠の理想像としての母を描く。

処《こ》か面《おも》ざしが写真《しゃしん》で見《み》る母《はは》の顔《かお》に共通《きょうつう》なところがある。育《そだ》ちが育《そだ》ちだから、女中《じょちゅう》タイプなのは仕方《しかた》がないが、研《みが》きように依《よ》ったらもっと母《はは》らしくなるかも知《し》れない」

「成《な》る程《ほど》、ではそれが君《きみ》の初音《はつね》の鼓《つづみ》か」

「ああ、そうなんだよ。――どうだろう、君《きみ》、僕《ぼく》はその娘《むすめ》を嫁《よめ》に貰《もら》いたいと思《おも》うんだが、――」

お和佐《わさ》と云《い》うのが、その娘《むすめ》の名《な》であった。

語彙

初音《はつね》の鼓《つづみ》

歌舞伎演目「義経千本桜」に登場する、千年生きた雌狐の皮でできた鼓。後白河法皇から源義経に下賜される。鼓にされた狐には子がおり、その子狐が包みを慕い追いかけてくる。佐藤忠信に化けて、静御前の危機を救ったことから、義経によって鼓は小狐に与えられることになる。

齋藤先生のここがポイント！

「母の面影」や「母への思慕」といったテーマを作中に織り込むやり方は、谷崎文学の個性のひとつです。素朴な田舎娘に母親のイメージを重ねるところからは、谷崎の持つ女性観、あるいは理想の女性像が浮かんできます。

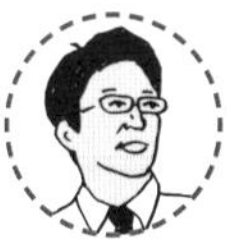

「その娘を嫁に貰いたいと思う」のくだりは、どんな娘か想像し、主人公の気持ちになりきって読んでください。

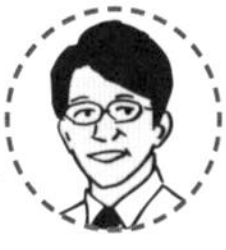

ご自分のお母さんのことを思い出しながら読んでみるのもいいでしょう。

Column

文豪たちの交流記 ❶

夏目漱石と正岡子規

同い年の夏目漱石と正岡子規の出会いは、東京大学予備門（第一高等中学校予科）で、同級生となったころのことだった。互いに落語好きで、それがきっかけとなり、親しくなるまでにさほど時間はかからなかった。

明治22年5月、子規は肺結核が原因で喀血した。漢文や謡曲、和歌などを集めた創作文集『七草集』を脱稿してまもなくのことだった。当時は不治の病だったこともあり、漱石も心配して子規を見舞い、手紙を送り、養生するようにと忠告した。子規の病をきっかけに、彼らの友情はより深まっていく。

そもそも、「漱石」という筆名は、子規が使っていた雅号だ。子規の創作集『七草集』に批評文を寄せた際に、初めて漱石はこの雅号を名乗った。

小説家の道を断念した子規はより俳句に傾倒し、大学を中退。日本新聞社に入社。漱石は東京高等師範学校の英語講師となり、その後、愛媛県の松山中学校に赴任した。愛媛は子規の郷里である。漱石は自分が住む下宿屋を「愚陀仏《ぐだぶつ》庵《あん》」と名づけた。

子規は、日清戦争の従軍記者として戦地へと向かうも、帰還の船中でまたもや喀血。漱石は、そんな子規に保養がてら帰郷を促す。

愚陀仏庵に居候を決め込んだ子規は、たいそう気ままに過ごした。鰻の蒲焼を勝手に注文し、漱石に「君払ってくれたまえ」という始末。「お山の大将」気質の子規に振り回されながらも、漱石と子規の友情は続いた。

その後、旺盛に執筆活動を続けた子規だったが、脊椎カリエスを発症。手術を受けたものの病状は悪化の一途をたどった。漱石は明治33年、文部省の命で、英語研究のためイギリスへ留学。当時のロンドンの様子を病床の子規に手紙で書き送る日々を過ごす。子規は、「僕ハモーダメニナツテシマツタ」と返信で弱音を吐きつつも、漱石の文章を絶賛した。

明治35年9月、子規は永眠。死の2日前まで、『病牀六尺』の連載を続けた。ロンドンで子規の訃報を知った漱石は、明治36年、神経衰弱もあり帰国。2年ほど経って、初めての小説『吾輩は猫である』を発表し、人気を博す。同作の中篇自序には、子規の思い出が綴られている。

第2章
日本文学の名作②

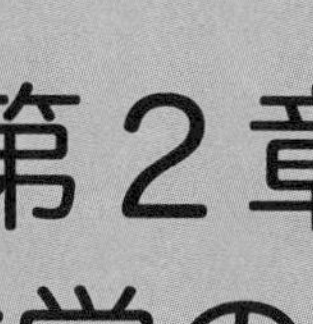

一房《ひとふさ》の葡萄《ぶどう》

有島武郎《ありしまたけお》

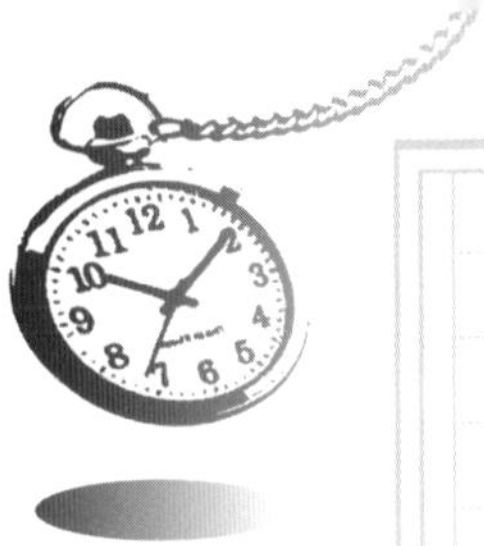

ぶるぶると震《ふる》えてしかたがない唇《くちびる》を、噛《か》みしめても噛《か》みしめても泣声《なきごえ》が出《で》て、眼《め》からは涙《なみだ》がむやみに流《なが》れて来《く》るのです。もう先生《せんせい》に抱《だ》かれたまま死《し》んでしまいたいような心持《こころも》ちになってしまいました。

「あなたはもう泣《な》くんじゃない。よく解《わか》ったらそれでいいから泣《な》くのをやめましょう、ね。次《つ》ぎの時間《じかん》には教場《きょうじょう》に出《で》ないでもよろしいから、私《わたくし》のこのお部屋《へや》にいらっしゃい。静《しず》かにして

あらすじ

横浜の山の手の学校に通う「僕」は、同級生のジムが持っている西洋絵具がほしくてたまらない。ある日、「僕」はこっそりジムの絵具を盗んでしまう。しかし、すぐにジムと同級生たちに見破られ、自分が好意を抱く女性教師の知ることとなる。有島武郎が生前に残した唯一の創作童話集の表題作品。

著者プロフィール

横浜税関長で海外通だった父の方針で、幼少より米国人家庭で英語を学ぶ。札幌農学校時代にキリスト教の洗礼を受ける。ハーバード大学を経て、志賀直哉らと同人誌「白樺」に参加。『カインの末裔』『惜しみなく愛は奪ふ』などを発表。大正12年、愛人の女性記者と軽井沢の別荘で心中。45歳で死没。

ここにいらっしゃい。私《わたくし》が教場《きょうじょう》から帰《かえ》るまでここにいらっしゃいよ。いい。」と仰《おっしゃ》りながら僕《ぼく》を長椅子《ながいす》に坐《すわ》らせて、その時《とき》また勉強《べんきょう》の鐘《かね》がなったので、机《つくえ》の上《うえ》の書物《しょもつ》を取《と》り上《あ》げて、僕《ぼく》の方《ほう》を見《み》ていられましたが、二階《にかい》の窓《まど》まで高《たか》く這《は》い上《あが》った葡萄蔓《ぶどうつる》から、一房《ひとふさ》の西洋葡萄《せいようぶどう》をもぎって、しくしくと泣《な》きつづけていた僕《ぼく》の膝《ひざ》の上《うえ》にそれをおいて、静《しず》かに部屋《へや》を出《で》て行《ゆ》きなさいました。

語彙

噛《か》みしめる

力を入れて噛むこと。よくかんで味わうこと。または、物事の味わい、深い意味などを十分に感じとること。

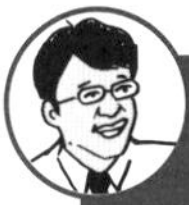

齋藤先生のここがポイント！

「許し」の象徴として葡萄が重要な役割を果たしています。文章が「ですます調」の敬体であることで、先生の優しさや物語全体の柔らかな空気が引き立っています。そのあたりも意識しながら読んでみましょう。

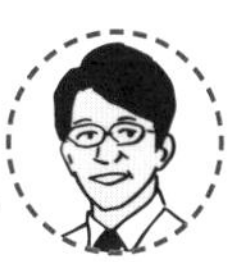

ぶるぶると唇が震えるほどの心情とはどんなものでしょう。盗みを大好きな先生に知られた気持ちを、想像してください。

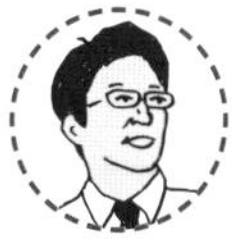

大好きな先生を意識した経験は誰にでもあるのではないでしょうか。子どものころを思い出してみてください。

走《はし》れメロス

太宰治《だざいおさむ》

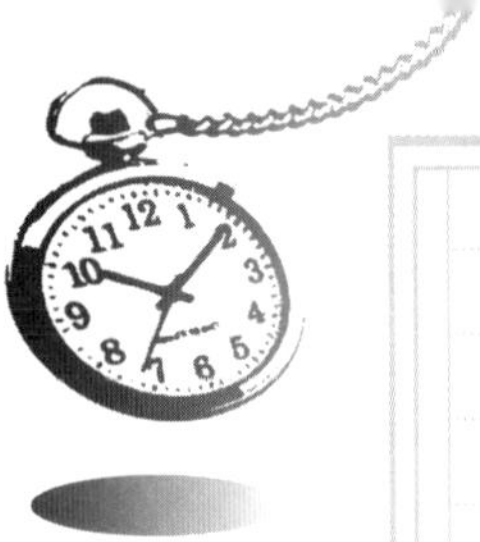

著者プロフィール

本名、津島修治（つしましゅうじ）。重度の薬物中毒や度重なる自殺未遂など苦悩に満ちた日々を送りながら、『走れメロス』『お伽草紙』『津軽』『人間失格』など多くの作品を発表。作風は無頼派と呼ばれた。昭和23年、玉川上水で愛人と入水自殺をして人生の幕を閉じる。

ふと耳《みみ》に、潺々《せんせん》、水《みず》の流《なが》れる音《おと》が聞《きこ》えた。そっと頭《あたま》をもたげ、息《いき》を呑《の》んで耳《みみ》をすました。すぐ足《あし》もとで、水《みず》が流《なが》れているらしい。よろよろ起《お》き上《あが》って、見《み》ると、岩《いわ》の裂目《さけめ》から滾々《こんこん》と、何《なに》か小《ちい》さく囁《ささや》きながら清水《しみず》が湧《わ》き出《で》ているのである。その泉《いずみ》に吸《す》い込《こ》まれるようにメロスは身《み》をかがめた。水《みず》を両手《りょうて》で掬《すく》って、一《ひと》くち飲《の》んだ。ほうと長《なが》い溜息《ためいき》が出《で》て、夢《ゆめ》から覚《さ》めたような気《き》がした。歩《ある》ける。行《い》こう。肉体《にくたい》の疲労恢復《ひろうかいふく》と共《とも》に、わずかながら希望《きぼう》が生《うま》れた。義務遂行《ぎむすいこう》の希《き》

あらすじ

暴君ディオニスによって磔刑に処されることとなったメロスは、妹の結婚式に出るため、3日間の猶予を求めた。身代わりに無二の友であるセリヌンティウスが拘束されてしまう。メロスは妹の結婚式に無事に出席した後、友を救うために、暴君の下へと急ぎ、走り続ける。

望《ぼう》である。わが身《み》を殺《ころ》して、名誉《めいよ》を守《まも》る希望《きぼう》である。斜陽《しゃよう》は赤《あか》い光《ひかり》を、樹々《きぎ》の葉《は》に投《とう》じ、葉《は》も枝《えだ》も燃《も》えるばかりに輝《かがや》いている。日没《にちぼつ》までには、まだ間《ま》がある。私《わたし》を、待《ま》っている人《ひと》があるのだ。少《すこ》しも疑《うたが》わず、静《しず》かに期待《きたい》してくれている人《ひと》があるのだ。私《わたし》は、信《しん》じられている。私《わたし》の命《いのち》なぞは、問題《もんだい》ではない。死《し》んでお詫《わ》び、などと気《き》のいい事《こと》は言《い》って居《お》られぬ。私《わたし》は、信頼《しんらい》に報《むく》いなければならぬ。いまはただその一事《いちじ》だ。走《はし》れ！メロス。

語彙

潺々《せんせん》

浅い川などの水がさらさらと流れるさま。正岡子規の随筆『墨汁一滴』には「一水潺々と流るる処もあり」という一文がある。

齋藤先生のここがポイント！

疲れ果て、諦めかけたメロスが水を飲んで覚醒する印象的な場面です。わたしたちも日常で絶望感を感じたときは、美味しいものを食べて、楽しいことを考え、メロスのように心をリフレッシュして前へ進みたいものです。

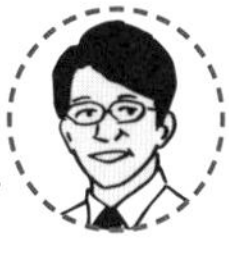

一文が短くテンポよく表現されています。「復活」「回復」といったワードをイメージしながら力強く読みましょう。

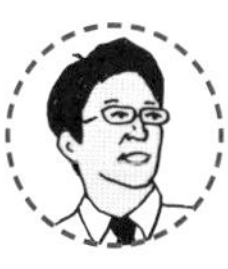

「走れ！メロス」の部分などは、声を張って読んでみるときっと元気が出るはず。音読の醍醐味のひとつです。

人間失格《にんげんしっかく》

太宰治《だざいおさむ》

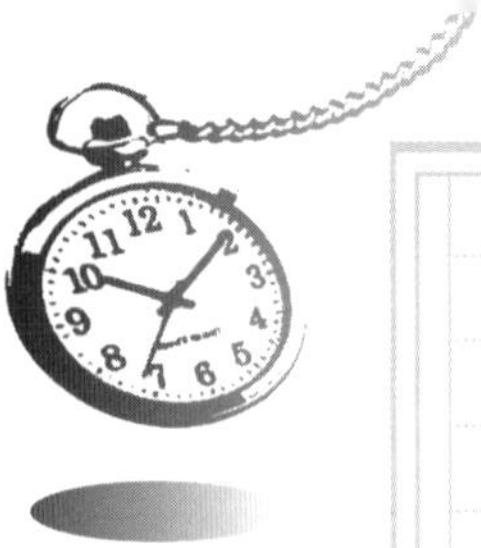

恥《はじ》の多《おお》い生涯《しょうがい》を送《おく》って来《き》ました。
自分《じぶん》には、人間《にんげん》の生活《せいかつ》というものが、見当《けんとう》つかないのです。自分《じぶん》は東北《とうほく》の田舎《いなか》に生《うま》れましたので、汽車《きしゃ》をはじめて見《み》たのは、よほど大《おお》きくなってからでした。自分《じぶん》は停車場《ていしゃば》のブリッジを、上《あが》って、降《お》りて、そうしてそれが線路《せんろ》をまたぎ越《こ》えるために造《つく》られたものだという事《こと》には全然《ぜんぜん》気《き》づかず、ただそれは停車場《ていしゃば》の構内《こうない》を外国《がいこく》の遊《ゆう》戯場《ぎじょう》みたいに、複雑《ふくざつ》に楽《たの》しく、ハイカラにする

あらすじ

主人公の大葉葉蔵は、幼いころから人間の営みがわからず、「道化」となって、人を欺いて生きてきた。しかし、成長するにつれ、次第に周囲の人間は自分の道化に気づいているのではないかという疑惑に陥るようになる。その恐怖から、酒や女に溺れ、心中未遂や自殺未遂を繰り返す日々を送る。

著者プロフィール

本名、津島修治（つしましゅうじ）。重度の薬物中毒や度重なる自殺未遂など苦悩に満ちた日々を送りながら、『走れメロス』『お伽草紙』『津軽』『人間失格』など多くの作品を発表。作風は無頼派と呼ばれた。昭和23年、玉川上水で愛人と入水自殺をして人生の幕を閉じる。

ためにのみ、設備《せつび》せられてあるものだとばかり思《おも》っていました。しかも、かなり永《なが》い間《あいだ》そう思《おも》っていたのです。ブリッジの上《あが》ったり降《お》りたりは、自分《じぶん》にはむしろ、ずいぶん垢抜《あかぬ》けのした遊戯《ゆうぎ》で、それは鉄道《てつどう》のサーヴィスの中《なか》でも、最《もっと》も気《き》のきいたサーヴィスの一《ひと》つだと思《おも》っていたのですが、のちにそれはただ旅客《りょきゃく》が線路《ろせん》をまたぎ越《こ》えるための頗《すこぶ》る実利的《じつりてき》な階段《だんかい》に過《す》ぎないのを発見《はっけん》して、にわかに興《きょう》が覚《さ》めました。

語彙

ハイカラ

「ハイカラー」（丈の高い襟）がつづまった言葉。明治30年代初頭、「ハイカラー」を着る洋行帰りの議員たちを「ハイカラー党」とからかったことから転じて、西洋風を気取ったり、流行を追ったりするさま、あるいは人を指す。

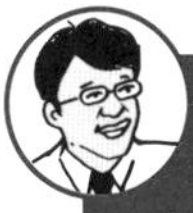

齋藤先生のここがポイント！

「サーヴィス」という単語がキーワードになっています。周囲に気を遣い道化になって「サーヴィス」をしないと人とつき合えない主人公がそこにいます。冒頭の一文は印象的です。太宰文学の真骨頂と言えるでしょう。

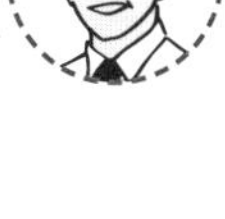

実生活で人づき合いは得意だという方も、今回は逆の立場になり、ネガティブな気持ちになりきって読んでみると新しい発見があるかもしれません。

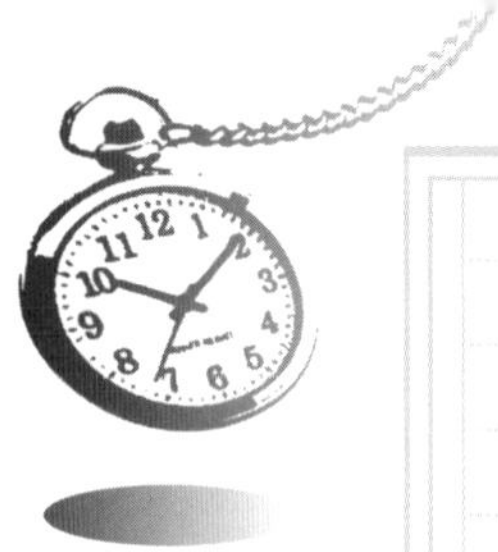

恩讐《おんしゅう》の彼方《かなた》に

菊池寛《きくちかん》

「いざ、実之助殿《じつのすけどの》、約束《やくそく》の日《ひ》じゃ。お斬《き》りなされい。かかる法悦《ほうえつ》の真《ま》ん中《なか》に往生致《おうじょういた》すなれば、極楽浄土《ごくらくじょうど》に生《うま》るること、必定疑《ひつじょううたが》いなしじゃ。いざお斬《き》りなされい。明日《あす》ともなれば、石工《いしく》共《ども》が、妨《さまた》げ致《いた》そう、いざお斬《き》りなされい」と、彼《かれ》のしわがれた声《こえ》が洞窟《どうくつ》の夜《よる》の空気《くうき》に響《ひび》いた。が、実之助《じつのすけ》は、了海《りょうかい》の前《まえ》に手《て》を拱《こま》ねいて坐《すわ》ったまま、涙《なみだ》に咽《むせ》んでいるばかりであった。心《こころ》の底《そこ》から湧《わ》き出《い》ずる歓喜《かんき》に泣《な》く凋《しな》びた老僧《ろうそう》の

あらすじ

主人の愛妾と通じたことを見とがめられ、その主人を斬って駆け落ちした市九郎は、切り取り強盗をして生計を立てる毎日を過ごす。一念発起して、了海と名を改め、諸国行脚をするうちに豊前・耶馬渓で、掘削の事業を起こす。そんなある日、自分が斬った主人の息子が父の仇を探して、了海の前に現れる。

著者プロフィール

明治21年、現在の香川県高松市に生まれる。大正5年、京都帝国大学卒業後、時事新報の記者を勤めるかたわら、『恩讐の彼方に』などの作品を発表し、作家としての地位を確立。新聞小説『真珠夫人』で一躍、流行作家となる。大正12年、「文藝春秋」を創刊。後に文芸家協会会長を務める。

顔《かお》を見《み》ていると、彼《かれ》を敵《てき》として殺《ころ》す事《こと》などは、思《おも》い及《およ》ばぬ事《こと》であった。敵《かたき》を打《う》つなどと云《い》う心《こころ》よりも、このかよわい人間《にんげん》の双《そう》の腕《かいな》によって成《な》し遂《と》げられた偉業《いぎょう》に対《たい》する驚異《きょうい》と感激《かんげき》の心《こころ》とで、胸《むね》が一杯《いっぱい》であった。彼《かれ》はいざり寄《よ》りながら、再《ふたた》び老僧《ろうそう》の手《て》を執《と》った。二人《ふたり》は基処《そこ》に凡《すべ》てを忘《わす》れて、感激《かんげき》の涙《なみだ》に咽《むせ》び合《お》うたのであった。

語彙

凋《しな》びる

「萎びる」とも書く。水分が失われ、張りがなく、縮んだ状態になること。衰えて、みずみずしさを失うこと。

齋藤先生のここがポイント!

「恩讐」の意味は「情けと恨み」です。二十有余年の歳月を経て、恨みの彼方で生まれた怨敵への情けの思い。その心の動きが感動的に描かれています。現代でいうヒューマンドラマの良さがすべて詰まったような作品です。

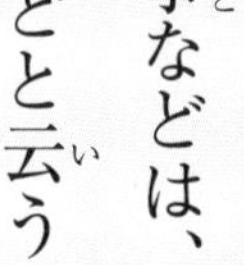

2人が感涙にむせび合うシーンでは、どちらの立場になって読んでみるかで感じ方は大きく変わるはずです。

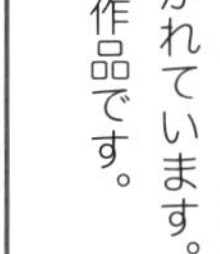

「約束どおり自分をお斬りなさい」と語る了海（市九郎）の台詞のところは、特に感情を込めて声に出してみましょう。

田園《でんえん》の憂鬱《ゆううつ》

佐藤春夫《さとうはるお》

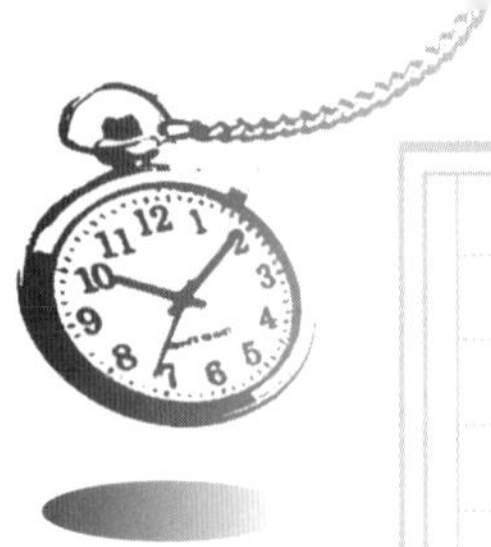

若《も》し熱《ねつ》のためでないとすれば、それはこの天《てん》気《き》のせいだ、このひどい風《かぜ》のせいだ。と彼《かれ》は思《おも》った。全《まった》くその日《ひ》はひどい風《かぜ》であった。あるかないかの小粒《こつぶ》の雨《あめ》を真横《まよこ》に降《ふ》らせて、雲《くも》と風《かぜ》自身《じしん》とが、吹《ふ》き飛《と》んでいた。そのくせ非常《ひじょう》に蒸《む》暑《あつ》かった。こんな日《ひ》には、彼《かれ》は昔《むかし》から地震《じしん》に対《たい》する恐怖《きょうふ》で怯《おび》えねばならなかったのだけれども、今日《きょう》はこの激《はげ》しい風《かぜ》のためにその点《てん》だけは安心《あんしん》であった。しかし、風《かぜ》の日《ひ》は風《かぜ》の日《ひ》で、又《また》その特別《とくべつ》な天候《てんこう》からくる苛立《いらだ》たしい不安《ふあん》な心持《こころもち》が、

あらすじ

都会の重圧と喧騒に疲れた文学志望の青年が、愛人と2匹の犬、1匹の猫を連れて、武蔵野の田園へと移り住む。日陰で見つけたバラの株に、詩人ゲーテの詩句を託して、自らの芸術的開花を占おうと育てはじめるも、ふくらんだバラのつぼみは、虫食いだらけだった。

著者プロフィール

明治25年、現在の和歌山県新宮市に生まれる。家は代々医者であるとともに、文芸をたしなむ家柄で、父・豊太郎も俳句、狂歌を作る。早くから短歌を作り、雑誌「スバル」や「三田文学」に投稿。大正8年に刊行した小説『田園の憂鬱』が出世作となる。大正10年に『殉情詩集』を刊行。

彼《かれ》を胸騒《むなさわ》ぎさせたほどびくびくさせた。

猫《ねこ》よ、猫《ねこ》よ。あとへあとへついて来《こ》い！
猫《ねこ》よ、猫《ねこ》よ。おくへおくへすっこめ！

ふと、劇《はげ》しく吹《ふ》き荒《あ》れる大風《おおかぜ》の底《そこ》から一《ひと》つの童謡《どうよう》の合唱《がっしょう》が、ちぎれちぎれに飛《と》んで来《き》た。それらは風《かぜ》のかたまりに送《おく》り運《はこ》ばれて、杜絶《とだ》え勝《が》ちに、彼《かれ》の耳《みみ》もとへ伝《つた》わって来《き》たように思《おも》われた。けれども、それはやはり幻聴《げんちょう》であったのであろう。それは長《なが》い間忘《あいだわす》れていた彼《かれ》の故郷《こきょう》の方《ほう》の童謡《どうよう》であったから。

語彙

幻聴《げんちょう》

幻覚のひとつ。実際には音はしないのにもかかわらず、聞いたように感じてしまうこと。

齋藤先生のここがポイント！

身の回りのあたりまえにある空や雲、虫や花といったものが、佐藤春夫の目を通すと、まるで幻聴や幻覚とも思える別次元のものに形を変えます。作家であり、詩人でもあった佐藤の前衛的な感性が光る作品です。

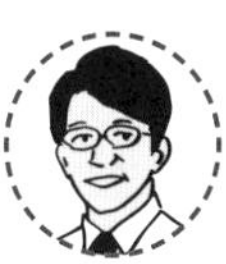

「大風の底」「童謡の合唱が、ちぎれちぎれに飛んで来た」など個性的な表現が多く、読むたびに心に響いてきます。

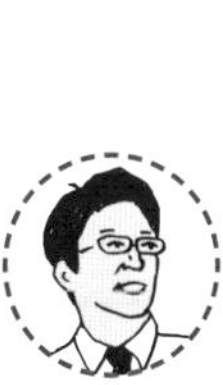

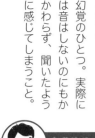

自分が幻覚に襲われたような気持ちになって感覚を膨らませ、普段と違う角度から世の中を見るように意識して読んでみましょう。

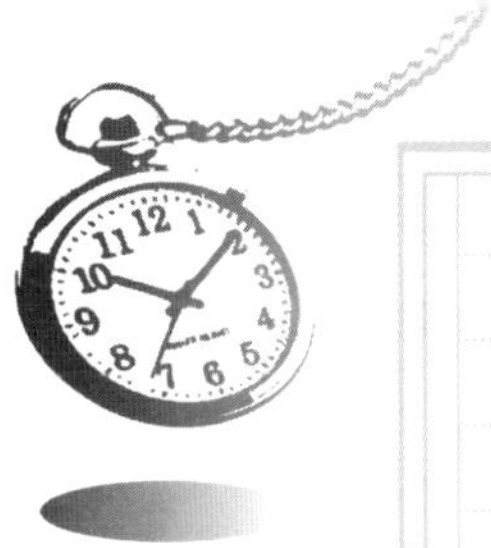

日本文化私観《にほんぶんかしかん》

坂口安吾《さかぐちあんご》

京都《きょうと》や奈良《なら》の寺々《てらでら》は大同小異《だいどうしょうい》、深《ふか》く記憶《きおく》にも残《のこ》らないが、今《いま》も尚《なお》、車折神社《くるまざきじんじゃ》の石《いし》の冷《つ》めたさは僕《ぼく》の手《て》に残《のこ》り、伏見稲荷《ふしみいなり》の俗悪《ぞくあく》極《きわ》まる赤《あか》い鳥居《とりい》の一里《いちり》に余《あま》るトンネルを忘《わす》れることが出来《でき》ない。見《み》るからに醜悪《しゅうあく》で、てんで美《うつく》しくはないのだが、人《ひと》の悲願《ひがん》と結《むす》びつくとき、まっとうに胸《むね》を打《う》つものがあるのである。これは、「無《な》きに如《し》かざる」ものではなく、その在《あ》り方《かた》が卑小俗悪《ひしょうぞくあく》

あらすじ

太平洋戦争中の昭和17年、文芸誌「現代文学」3月号に発表されたエッセイ。伝統文化を失いつつある日本を肯定し、非伝統的な文化や建築を称揚する。「法隆寺も平等院も焼けてしまって一向に困らぬ。必要ならば、法隆寺をとりこわして停車場をつくるがいい」という一節は有名。

著者プロフィール

本名、炳五（へいご）。父は衆議院議員を務めた坂口仁一郎。一時、交通事故の後遺症などで精神を病むも、様々な語学の習得に熱中することでこれを克服する。戦前は小説『風博士』などで注目され、戦後に発表した評論『堕落論』は、敗戦で失意に沈む日本人に衝撃を与えた。

であるにしても、なければならぬ物《もの》であった。そうして、龍安寺《りょうあんじ》の石庭《せきてい》で休息《きゅうそく》したいとは思《おも》わないが、嵐山劇場《あらしやまげきじょう》のインチキ・レビューを眺《なが》めながら物思《ものおも》いに耽《ふけ》りたいとは時《とき》に思《おも》う。人間《にんげん》は、ただ、人間《にんげん》をのみ恋《こい》す。人間《にんげん》のない芸術《げいじゅつ》など、有《あ》る筈《はず》がない。郷愁《きょうしゅう》のない木立《こだち》の下《した》で休息《きゅうそく》しようとは思《おも》わないのだ。

語彙

インチキ

賭け事などで、相手の目をごまかし、不正を行うこと。そうしたごまかしを行うさま。あるいは本物でないこと。昭和初期ごろより、「いかさま」に代わり、一般に使われるようになったとされる。

齋藤先生のここがポイント!

「俗悪極まる赤い鳥居」と言いつつ評価しています。伝統や文化ももとは実用性、必要性から生まれたはずなのに、そのことを忘れ、今やそこに実質を感じてない現代人に対して、安吾は強い苛立ちと矛盾を感じたのです。

安吾の真を突いた強烈な言葉は、今でいう「毒舌」に近いものがあります。世の中をズバッと斬るように、気っ風よく読んでみましょう。

桜《さくら》の森《もり》の満開《まんかい》の下《した》

坂口安吾《さかぐちあんご》

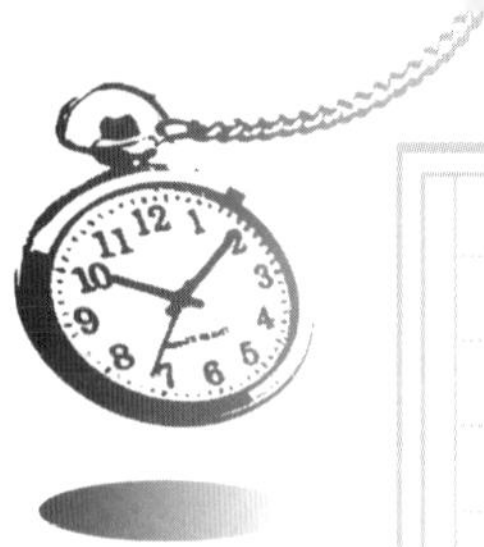

そこは桜《さくら》の森《もり》のちょうどまんなかのあたりでした。四方《しほう》の涯《はて》は花《はな》にかくれて奥《おく》が見《み》えませんでした。日頃《ひごろ》のような怖《おそ》れや不安《ふあん》は消《き》えていました。花《はな》の涯《はて》から吹《ふ》きよせる冷《つめ》たい風《かぜ》もありません。ただひっそりと、そしてひそひそと、花《はな》びらが散《ち》りつづけているばかりでした。彼《かれ》は始《はじ》めて桜《さくら》の森《もり》の満開《まんかい》の下《した》に坐《すわ》っていました。

あらすじ

鈴鹿峠に棲みついた山賊は、ある日、都からの旅人を殺し、連れの女を連れて帰った。この女は山賊を恐れず、山賊の7人の女房たちを彼に次々と殺させる。やがて山賊は女と山を降り都へと向かうが、彼女はさらに残虐な行為を山賊に望む。山賊は都の生活に嫌気が差し、再び女と山へと戻る道すがら、満開に咲く桜の森を通ったが、女はたちまち醜い鬼に姿を変えてしまう。

著者プロフィール

本名、炳五（へいご）。父は衆議院議員を務めた坂口仁一郎。一時、交通事故の後遺症などで精神を病むも、様々な語学の習得に熱中することでこれを克服する。戦前は小説『風博士』などで注目され、戦後に発表した評論『堕落論』は、敗戦で失意に沈む日本人に衝撃を与えた。

いつまでもそこに坐《すわ》っていることができます。彼《かれ》はもう帰《かえ》るところがないのですから。

桜《さくら》の森《もり》の満開《まんかい》の下《した》の秘密《ひみつ》は誰《だれ》にも今《いま》も分《わか》りません。あるいは「孤独《こどく》」というものであったかも知《し》れません。なぜなら、男《おとこ》はもはや孤独《こどく》を怖《おそ》れる必要《ひつよう》がなかったのです。彼自《かれみずか》らが孤独自体《こどくじたい》でありました。

語彙

孤独《こどく》

仲間や身寄りがなく、ひとりぼっちな状態。心を通い合わせるような人が1人もおらず、寂しいこと。あるいは、そのさま。

齋藤先生のここがポイント！

やりたい放題の山賊が人を殺す残酷な場面が多いのに、作風そのものは幻想的。強気な女房との関係性もどこか滑稽です。波乱万丈な時を経て、最後は独りになる主人公。孤独とは何なのか。その意味を考えさせてくれます。

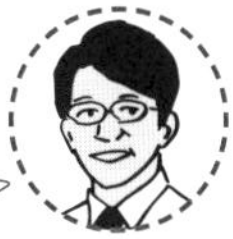

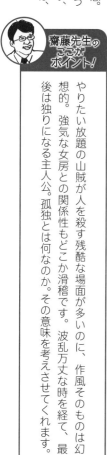

「桜の木」が物語を通して重要なアイテムとなっています。死んだ女房に桜の花びらが舞い散る幽玄な情景を思い描いてみましょう。

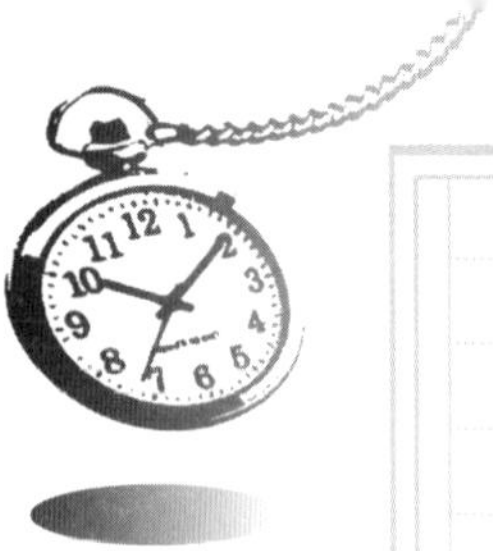

あらくれ

徳田《とくだ》秋声《しゅうせい》

お島《しま》は血走《ちばし》ったような目《め》一杯《いっぱい》に、涙《なみだ》をためて、肉厚《にくあつ》な自分《じぶん》の頬桁《ほほけた》を、厚《あつ》い平手《ひらて》で打返《うちかえ》さないではおかない小野田《おのだ》に喰《く》ってかかった。猛烈《もうれつ》な立《たち》まわりが、二人《ふたり》のあいだに始《はじ》まった。

殺《ころ》しても飽足《あきた》りないような、暴悪《ぼうあく》な憎悪《ぞうお》の念《ねん》が、家《いえ》を飛出《とびだ》して行《い》く彼女《かのじょ》の頭《あたま》に湧返《わきかえ》っていた。

暫《しばら》くすると、例《れい》の女《おんな》が間借《まがり》をしている二階《にかい》へ、お島《しま》は真蒼《まっさお》になって上《あが》って行《い》った。

「あの男《おとこ》と一緒《いっしょ》になったのが、私《わたし》の間違《まちが》いです。私《わたし》の見損《みそこな》いです」お島《しま》は泣《な》きながら話《はな》した。

あらすじ

年頃の綺麗な娘であるが、男嫌いで評判だったお島は、裁縫や琴の稽古よりも、外へ出て花圃(花畑)の世話をするほうが性に合う女性だった。7歳で裕福な養家に引き取られた彼女は、18歳となり、縁談の話が舞い込む。婚礼当日、とうとうお島は新しい生活を夢見て、出奔してしまう。その後、様々あり、小野田と共働きの生活に入るが、独立を決意する。

著者プロフィール

現在の石川県金沢市に生まれる。旧制四高を父の死のため中退し、上京。尾崎紅葉門下に入り、泉鏡花らと並び「葉門の四天王」と称される。明治44年、『黴』を東京朝日新聞に連載。自然主義文学の代表的作家として地位を確立する。

「どうかして一人前《いちにんまえ》の人間《にんげん》にしてやろうと思《おも》って、方々《ほうぼう》駈《かけ》ずりまわって、金《かね》をこしらえて店《みせ》を持《も》ったり何《なに》かしたのが、私《わたし》の見込《みこみ》ちがいだったのです」

お島《しま》は口惜《くちお》しそうにぼろぼろ涙《なみだ》を流《なが》しながら言《い》った。

「どうしても私《わたし》は別《わか》れます。あの男《おとこ》と一緒《いっしょ》にいたのでは、私《わたし》の女《おんな》が立《た》ちません」

荒《あら》い歔欷《すすりなき》が、いつまで経《た》っても遏《や》まなかった。

語彙

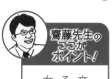

歔欷《きょき》（すすりなき）
泣きながら、体を震わせてあえぐこと。すすり泣き、むせび泣きのこと。

齋藤先生のここがポイント！

文学の世界では「強い女」を主人公にした物語が少なくありません。本作もそのひとつ。鉄火肌で気性が荒く、ビジネスの成功へ向けて行動を起こす女の生き方が、自然主義文学の世界観で生々しく描かれています。

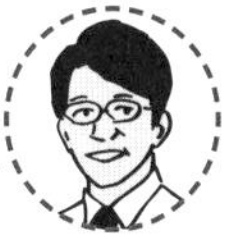

普段はおだやかな人も、ここは本気で「食ってかかる」つもりになって感情を上げながら読んでください。

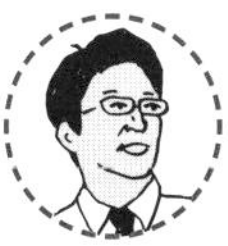

男尊女卑の時代に「私の女が立ちません」と啖呵を切る場面は痛快です。お島の声や表情を自分なりにイメージしてみましょう。

蝿《はえ》

横光利一《よこみつりいち》

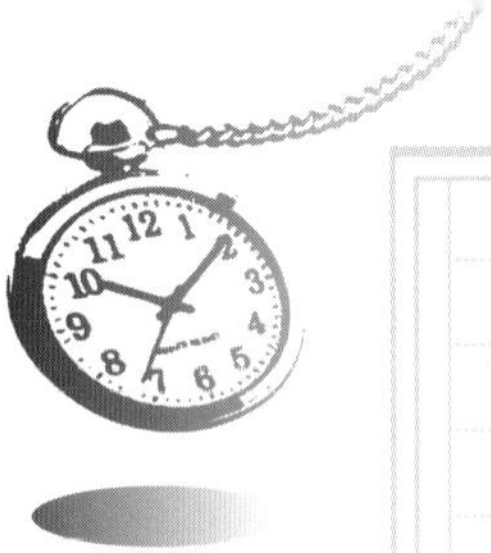

蝿《はえ》は車体《しゃたい》の屋根《やね》の上《うえ》から、馭者《ぎょしゃ》の垂《た》れ下《さが》った半白《はんしろ》の頭《あたま》に飛《と》び移《うつ》り、それから、濡《ぬ》れた馬《うま》の背中《せなか》に留《とま》って汗《あせ》を舐《な》めた。

馬車《ばしゃ》は崖《がけ》の頂上《ちょうじょう》へさしかかった。馬《うま》は前方《ぜんぽう》に現《あらわ》れた眼《め》匿《かく》しの中《なか》の路《みち》に従《したが》って柔順《じゅうじゅん》に曲《まが》り始《はじ》めた。しかし、そのとき、彼《かれ》は自分《じぶん》の胴《どう》と、車体《しゃたい》の幅《はば》とを考《かんが》えることは出来《でき》なかった。一《ひと》つの車輪《しゃりん》が路《みち》から外《はず》れた。突然《とつぜん》、馬《うま》は車体《しゃたい》に引《ひ》かれて突《つ》き立《た》った。瞬《しゅん》

著者プロフィール

明治31年、現在の福島県会津若松市で生まれる。大正5年、早稲田大学高等予科文科入学。菊池寛の紹介で、川端康成らを知る。『蝿』や『日輪』などの作品が出世作となり、川端らと「文藝時代」を創刊。全盛だったプロレタリア文学とは一線を画す、新感覚派の作家として活躍する。

あらすじ

夏の宿場から出る馬車の馭者は、腹掛けにやっと蒸しあがった饅頭を入れて、乗客を乗せ出発した。饅頭を食べて満足した彼は、居眠りをしてしまい、崖の上で操縦を誤る。馬車は乗客もろとも谷底へ墜落していくが、すべてを見ていた1匹の蝿が、悠々と青空へと飛んでいく。

間《かん》、蝿《はえ》は飛《と》び上《あが》った。と、車体《しゃたい》と一緒《いっしょ》に崖《がけ》の下《した》へ墜落《ついらく》して行《い》く放埒《ほうらつ》な馬《うま》の腹《はら》が眼《め》についた。そうして、人馬《じんば》の悲鳴《ひめい》が高《たか》く一声発《いっせいはっ》せられると、河原《かわら》の上《うえ》では、圧《お》し重《かさ》なった人《ひと》と馬《うま》と板片《いたきれ》との塊《かたま》りが、沈黙《ちんもく》したまま動《うご》かなかった。が、眼《め》の大《おお》きな蝿《はえ》は、今《いま》や完《かん》全《ぜん》に休《やす》まったその羽根《はね》に力《ちから》を籠《こ》めて、ただひとり、悠々《ゆうゆう》と青空《あおぞら》の中《なか》を飛《と》んでいった。

語彙

放埒《ほうらつ》

勝手気ままで、締まりがないこと。身持ちの悪いこと。酒色にふけるさま。

齋藤先生のここがポイント!

蝿という小さな存在と、人や馬という〝強者〟との関係性が逆転します。転落していく人馬と、それを尻目に悠々と飛んでいく蝿の描写は実にシュール。虫の視点で見れば人間社会の悲劇など意味はないのです。

映像をイメージしやすい文章表現が多い作品。映画監督になったような気持ちで、情景をくっきりと思い描いて読んでみてください。

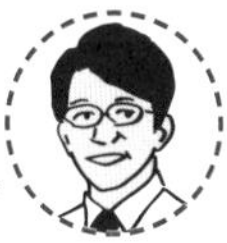

Column

文豪たちの交流記 ❷

太宰治と坂口安吾、織田作之助

太平洋戦争が集結し、戦後になると、「無頼派」と呼ばれる作家たちが活躍するようになった。無頼派の中心人物とされるのが、太宰治、坂口安吾、織田作之助だ。彼らは、特定の同人誌などに参加していた仲間というわけではない。ただ、反権力、反道徳的な作風や言動によって、ひとつの派閥にくくられていたのである。

そんな3人が初めて出会ったのが、昭和21年11月、実業之日本社主催の、「現代小説を語る座談会」であった。集合時間は午後2時だったが、織田が到着したのは午後4時。その間に、太宰と安吾はすっかり酔っ払っていたという。

3人の座談会は当時の文壇の権威らを痛烈に批判するものだった。

この翌年に織田作之助は33歳の若さで亡くなっている。太宰は、追悼文として「織田君の死」を書いた。その一文は次のように結ばれている。「彼のこのたびの急逝《きゅうせい》は、彼の哀しい最後の抗議の詩であった。／織田君！　君は、よくやった」。

そんな太宰も、織田の死の翌年に山崎富栄と玉川上水に入水。今度は安吾が、『不良少年とキリスト』で友を失った悲しみを吐露し、太宰の死を悼んだ。安吾をして、太宰という人物は次のように評されている。「太宰は親とか兄とか、先輩、長老というと、もう頭が上らんのである。だからそれをヤッツケなければならぬ。口惜しいのである。然《しか》し、ふるいついて泣きたいぐらい、愛情をもっているのである。こういうところは、不良少年の典型的な心理であった」。

第３章
日本文学の名作③

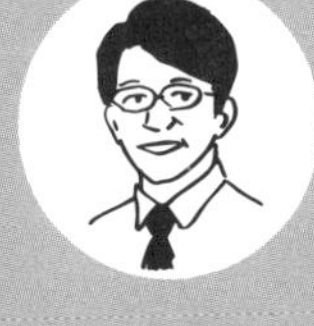

ふらんす物語《ものがたり》

永井荷風《ながいかふう》

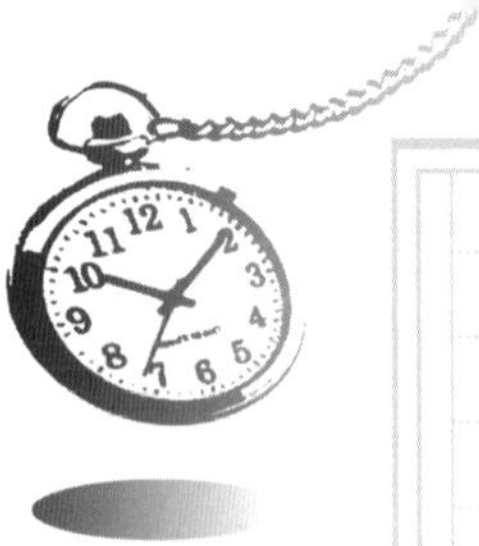

著者プロフィール
本名、壮吉(そうきち)。漢詩人で官僚の永井久一郎の長男として生まれる。語学に堪能で米仏へ渡り、見聞記を小説化した『あめりか物語』『ふらんす物語』などを発表。昭和12年、東京・大阪朝日新聞に『濹東綺譚』の連載を開始。同27年には文化勲章を受章している。

　蕉雨《しょうう》は答《こた》え得《え》ずに五《ご》、六歩《ろっぽ》歩《ある》いて行《い》ったが、依《い》然《ぜん》として気《き》のない声《こえ》で、

「君《きみ》はまだ経験《けいけん》に乏《とぼ》しい処《ところ》がある。まア成功《せいこう》なら、成功《せいこう》でいい。人間《にんげん》の最大不幸《さいだいふこう》は、その成功《せいこう》を意識《いしき》した瞬間《しゅんかん》から始《はじ》まる。と僕《ぼく》はそう思《おも》う。」

「奇論《きろん》はよし給《たま》え。つまらんパラドックスは自分《じぶん》で自分《じぶん》を不幸《ふこう》にするようなものだ。」

「奇論《きろん》でも空論《くうろん》でもない。僕《ぼく》は真実《しんじつ》、そう感《かん》じているんだ。まア、君《きみ》のいう通《とお》りに、僕《ぼく》の現在《げんざい》は世《せ》間並《けんなみ》みに、成功《せいこう》したものと仮定《かてい》して置《お》こう。ニュー

あらすじ
明治40年、永井荷風は4年間滞在したアメリカから、フランスへと渡る。フランス滞在の経験をもとに明治42年に刊行されたエッセイ風小説。荷風自身の憧れであるフランス文化の卓越した紹介であるとともに、日本への絶望を吐露する青春文学。初版は発禁処分を受けた。

ヨークで商店《しょうてん》の売子《うりこ》をしていた時分《じぶん》には、一週間《いっしゅうかん》に一度《いちど》も画筆《がひつ》を取《と》る事《こと》さえ出来《でき》なかったのが、フランスへ来《く》るや否《いな》や、およそ画家《がか》のあこがれる夢《ゆめ》という夢《ゆめ》は、一時《いっとき》に実現《じつげん》された。いざ、何《なに》も彼《か》も心《こころ》のままになってしまうと、君《きみ》、実《じつ》に不思議《ふしぎ》なものだ、僕《ぼく》は棒《ぼう》で撲《なぐ》り倒《たお》されでもしたように、甚《はなはだし》く勇気《ゆうき》を挫《くじ》かれたように感《かん》じてね、一方《いっぽう》で現在《げんざい》の境《きょう》遇《ぐう》をば幸福《こうふく》だ、うれしいと思《おも》えば思《おも》うほど、君《きみ》、全《まった》く不思議《ふしぎ》だよ。厭《いや》で厭《いや》でならなかったニューヨークの逆境時代《ぎゃっきょうじだい》が、何《なん》となく恋《こい》しいように思返《おもいかえ》されて来《き》た——。」

語彙

パラドックス
一般的に真理と理解されていることに反する主張。逆説。背理。

齋藤先生のここがポイント！

荷風がパリに滞在した時代と言えば、ピカソやルノワールといった芸術家たちが同じ街の空気を吸いながら暮らしていました。実際、荷風はモーパッサンを「先生」と呼びました。その当時のパリの息吹が感じられます。

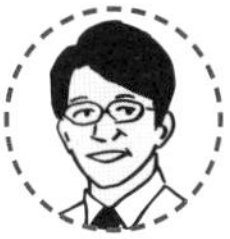

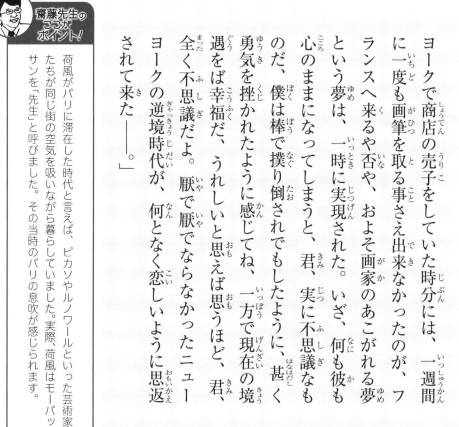

世界中から天才芸術家が集まった当時のパリは、世界でもっとも文化が成熟した奇跡的な街でした。時代の空気感を想像しながら読んでみてください。

放浪記《ほうろうき》

林芙美子《はやしふみこ》

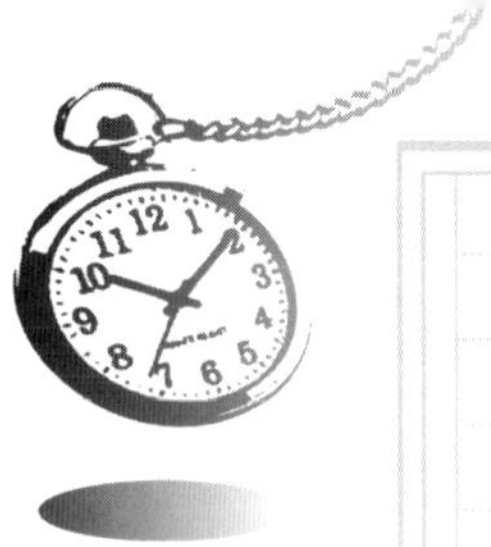

浅草《あさくさ》はいつ来《き》てもよいところだ……。テンポの早《はや》い灯《あかり》の中《なか》をグルリ、グルリ、私《わたし》は放浪《ほうろう》のカチュウシャです。長《なが》いことクリームを塗《ぬ》らない顔《かお》は瀬《せ》戸物《ともの》のように固《かた》くなって、安酒《やすざけ》に酔《よ》った私《わたし》は誰《だれ》もおそろしいものがない。ああ一人《ひとり》の酔《よ》いどれ女《おんな》でございます。酒《さけ》に酔《よ》えば泣《な》きじょうこ、痺《しび》れて手《て》も足《あし》もばらばらになってしまいそうなこの気持《きも》ちのすさまじさ……酒《さけ》でも呑《の》まなければあんまり世《せ》間《けん》は馬鹿《ばか》らしくて、まともな顔《かお》をしては通《とお》れない。

あらすじ

第一次世界大戦後の困難な時代に、飢えと貧困に苦しみながらもしたたかに生き抜く「私」。「島の男」との初恋に敗れ、夜店商人やセルロイド女工、カフェの女給など職を転々としながらも向上心を失わず、強く生きる姿を描き、読者の共感を呼びベストセラーとなる。大正11年から5年間、書き留められた雑記帳をもとにまとめた、林芙美子の自叙伝風小説。

著者プロフィール

現在の福岡県門司市に生まれる。大正11年、女学校卒業後、愛人を追って上京するも、婚約を破棄される。このときつけていた日記が『放浪記』の原型となる。昭和3年、「女人芸術」に「放浪記」の副題をつけた『秋が来たんだ』を連載。2年後に『放浪記』として刊行され、ベストセラーとなる。

語彙

瀬戸物《せともの》

瀬戸焼、もしくは陶磁器の通称。主に畿内以東の地域で用いられる呼び名とされる。

あの人《ひと》が外《ほか》に女《おんな》が出来《でき》たと云《い》って、それがいったい何《なん》でしょう。真実《ほんとう》は悲《かな》しいのだけれど、酒《さけ》は広《ひろ》い世間《せけん》を知《し》らんと云《い》う。町《まち》の灯《あかり》がふっと切《き》れて暗《くら》くなると、活動小屋《かつどうごや》の壁《かべ》に歪《ゆが》んだ顔《かお》をくっつけて、荒《す》さんだ顔《かお》を見《み》ていると、あああすから私《わたし》は勉強《べんきょう》をしようと思《おも》う。夢《ゆめ》の中《なか》からでも聞《きこ》えて来《く》るような小屋《こや》の中《なか》の楽隊《がくたい》。あんまり自分《じぶん》が若《わか》すぎて、私《わたし》はなぜかやけくそにあいそがつきて腹《はら》をたててしまうのだ。

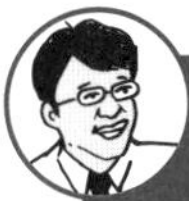

齋藤先生のここがポイント!

自身を「宿命的な放浪者」とした林芙美子は、生きるうえでの非常なる強さを持った女性でした。男が去っても「明日から勉強しよう」と前向きに転換して我が道を行く。そのタフな生き方を感じとってください。

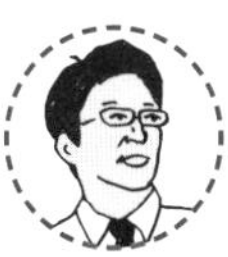

「グルリ、グルリ」「放浪のカチュウシャ」など、思わず声に出してみたくなるワードです。

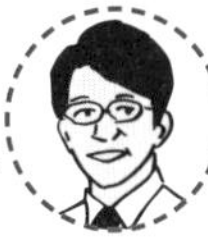

「自分というものをしっかりと持ち、前へ進もう」というポジティブな気持ちで読んでみてください。

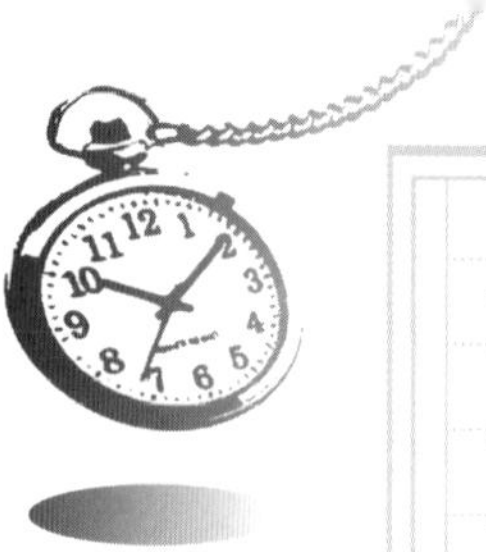

清貧《せいひん》の書《しょ》

林芙美子《はやしふみこ》

私《わたし》はもう長《なが》い間《あいだ》、一人《ひとり》で住《す》みたいという事《こと》を願《ねが》って暮《くら》した。古里《ふるさと》も、古里《ふるさと》の家族達《かぞくたち》の事《こと》も忘《わす》れ果《は》てて今《いま》なお私《わたし》の戸籍《こせき》の上《うえ》は、真白《まっしろ》いままで遠《とお》い肉親《にくしん》の記憶《きおく》の中《なか》から薄《うす》れかけようとしている。

ただひとり母《はは》だけは、つまずき勝《が》ちな私《わたし》に度々《たびたび》手紙《てがみ》をくれて叱《しか》っていう事《こと》は――

おまえは、おかあさんでも、おとこうんがわるうて、くろうしていると、ふてくされてみえるが、よう、むねにてをあててかんがえてみい。しっかりものじゃ、いうて、おまえを、しんようしていても、そうそう、おとこさんのなまえがちごうては、わしもくるしいけに、さっち五円《ごえん》おくってくれとあったが、ばばさがしんで、そうれんもだされんのを、しってであろう。あ

あらすじ

昭和6年に雑誌「改造」に発表された短編小説。「私(加奈代)」と画家の小松与一の新婚生活を描く。売れない画家で大した稼ぎもない夫のために、献身的に尽くす「私」だったが、そうこうしているうちに、夫は召集に従って兵隊に行くこととなる。

著者プロフィール

現在の福岡県門司市に生まれる。大正11年、女学校卒業後、愛人を追って上京するも、婚約を破棄される。このときつけていた日記が『放浪記』の原型となる。昭和3年、「女人芸術」に「放浪記」の副題をつけた『秋が来たんだ』を連載。2年後に『放浪記』として刊行され、ベストセラーとなる。

んなひとじゃけに、おとうさんも、ほんのこて、しんぼうしなはって、このごろは、めしのうえに、しょうゆかけた、べんとうだけもって、かいへいだんに、せきたんはこびにいっておんなはる、五円《ごえん》なおくれんけん、二円《にえん》ばいれとく、しんぼうしなはい。てがみかくのも、いちんちがかりで、あたまがいとうなる。かえろうごとあったら、二人《ふたり》でもどんなさい。

はは。

ひなたくさい母《はは》の手紙《てがみ》を取《と》り出《だ》しては、涙《なみだ》をじくじくこぼし、「誰《だれ》がかえってやるもンか、田舎《いなか》へ帰《かえ》っても飯《めし》が満足《まんぞく》に食《く》えんのに……今《いま》に見《み》い」私《わたし》は母《はは》の手紙《てがみ》の中《なか》の、義父《ぎふ》が醤油《しょうゆ》をかけた弁当《べんとう》を持《も》って毎日海兵団《まいにちかいへいだん》へ働《はたら》きに行《い》っているという事《こと》が、一番胸《いちばんむね》にこたえた。

語彙

ひなたくさい

日光にさらされたものの、特有のにおいのこと。あるいは、田舎くさい、やぼったいの意。

齋藤先生のここがポイント!

母からの手紙が方言混じりのかなで書かれているところに趣を感じます。手紙は、気持ちを伝えるための主要ツール。かつては、大切なことは口頭ではなく手紙で伝えたものなのです。純朴な母の愛が読む人の心に染み入ります。

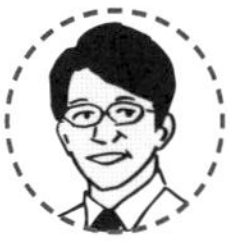

母からの手紙の部分は、遠方から娘を心配する親の気持ちになりきって読んでみましょう。

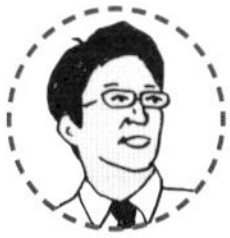

「ひなたくさい母」「涙をじくじくこぼし」などの林芙美子らしい言葉のチョイスも堪能してください。

幻化《げんか》

梅崎春生《うめざきはるお》

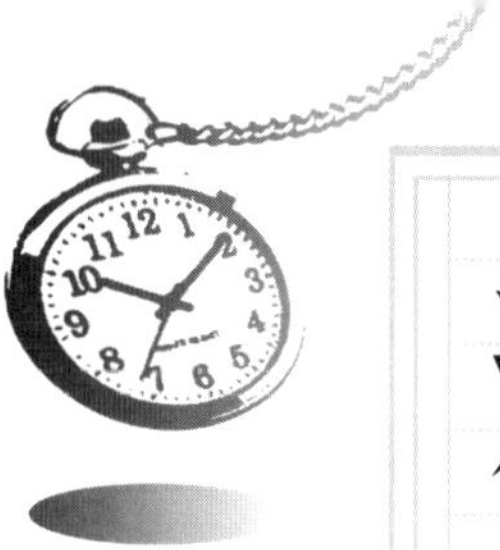

著者プロフィール
現在の福岡県福岡市生まれ。昭和15年、東京大学国文科卒業。後に海軍に召集され、暗号特技兵などを務める。その体験を踏まえた小説『桜島』を発表し注目される。その後、『日の果て』『B島風物誌』などを発表し、戦後派作家として地位を確立。昭和40年、『幻化』で毎日出版文化賞を受ける。

「どうしてもこの土地《とち》を見《み》たい。ずっと前《まえ》から、考《かんが》えていたんだ。今《いま》はうしなったもの、二十年《にじゅうねん》前《まえ》には確《たし》かにあったもの、それを確《たしか》めたかったんだ。入院《にゅういん》するよりも、直接《ちょくせつ》ここに来《く》ればよかった。その方《ほう》が先《さき》だったかも知《し》れない」

ずいぶん身勝手《みがって》な理屈《りくつ》をこねている。その自《じ》覚《かく》は五郎《ごろう》にはあった。枕崎《まくらざき》で飲《の》んだ焼酎《しょうちゅう》、峠《とうげ》であおったコップ酒《ざけ》が、彼《かれ》の厚顔《こうがん》な言説《げんせつ》をささえていた。それに相手《あいて》が出戻《でもど》り女《おんな》で、気分的《きぶんてき》にもかなり荒《あ》れているという計算《けいさん》も、心《こころ》の底《そこ》に動《うご》い

あらすじ
東京の精神病棟から抜け出した五郎が、梅崎春生の出世作『桜島』の舞台でもあり、戦争中に滞在したことのあった九州へ、その記憶を確かめるために戻る。かの地で、予期せざる同伴者と阿蘇の火口で自殺の賭けをすることになる。梅崎春生の最後の小説作品。

ていた。

「おれは今《いま》、何《なに》かにすがりたいんだ」

五郎《ごろう》は女《おんな》にささやいた。その言葉《ことば》は、全然《ぜんぜん》うそではない。四分《よんぶん》の一《いち》ぐらいはほんとであった。

彼《かれ》はさらに腕《うで》に力《ちから》をこめた。

「つながりを確《たし》めたいんだ。死《し》んだ福《ふく》や、双剣《そうけん》石《せき》や、その他《ほか》いろんなものとの——」

「ああ」

女《おんな》は胸《むね》を反《そ》らしながら、かすかにうめいた。

それはやや絶望的《ぜつぼうてき》な響《ひび》きを帯《お》びた。

語彙

厚顔《こうがん》
面の皮の厚いこと。恥知らずで、図々しいさま。鉄面皮ともいう。四字熟語に「厚顔無恥」がある。

齋藤先生のここがポイント!

際立った筋書きも結末もあえて用意されていません。戦争によって価値が奪われ、様々なことから切り離されてしまった主人公が、精神を病みながらも再びつながりを持とうと苦悩する、その心の葛藤を読み取りましょう。

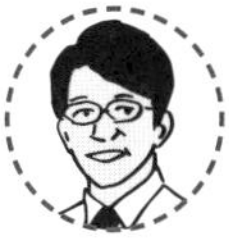

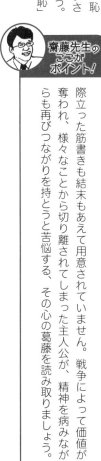

梅崎自身が若いころから主人公のように心を病み、戦争も体験しています。その切実な思いを感じながら読んでください。

老妓抄《ろうぎしょう》

岡本《おかもと》かの子《こ》

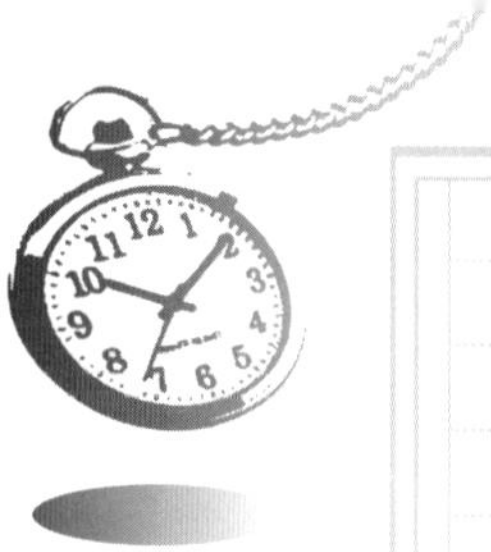

「あたしたちのして来《き》たことは、まるで行燈《あんどん》をつけては消《け》し、消《け》してはつけるようなまどろい生涯《しょうがい》だった」

彼女《かのじょ》はメートルの費用《ひよう》の嵩《かさ》むのに少《すく》なからず辟易《へきえき》しながら、電気装置《でんきそうち》をいじるのを楽《たの》しみに、しばらくは毎朝《まいあさ》こどものように早起《はやおき》した。

電気《でんき》の仕掛《しか》けはよく損《そん》じた。近所《きんじょ》の蒔田《まきた》という電気器具商《でんききぐしょう》の主人《しゅじん》が来《き》て修繕《しゅうぜん》した。彼女《かのじょ》はそ

あらすじ

本名・平出園子、座敷名「小その」という老妓は、遠縁の娘みち子を養女にして、素人の生活に近づきたいと思いはじめる。若々しい好奇心を失わない老妓は、家に出入りする電気器具屋の青年・柚木に目をかけ、自分の果たせなかった夢を、若い男の仕事に対する情熱のなかで果たそうと試みる。

著者プロフィール

現在の東京都港区に生まれる。夫は漫画家の岡本一平、息子は前衛芸術家の岡本太郎。昭和11年、川端康成の推薦で、芥川龍之介をモデルとした『鶴は病みき』を発表し、注目される。その後、『老妓抄』などで文壇の地位を確立するも、昭和14年、脳溢血のため逝去。死後発表された『生々流転』は代表作となる。

の修繕《しゅうぜん》するところに附纏《つきまと》って、珍《めず》らしそうに見《み》ているうちに、彼女《かのじょ》にいくらかの電気《でんき》の知識《ちしき》が摂《と》り入《い》れられた。

「陰《いん》の電気《でんき》と陽《よう》の電気《でんき》が合体《がったい》すると、そこにいろいろの働《はたら》きを起《おこ》して来《く》る。ふーむ、こりゃ人《にん》間《げん》の相性《あいしょう》とそっくりだねえ」

彼女《かのじょ》の文化《ぶんか》に対《たい》する驚異《きょうい》は一層深《いっそうふか》くなった。

語彙

相性《あいしょう》

中国の五行思想の考え方で、男女の生まれを暦の干支、九星などに当て、二人の縁を定めること。または、互いの性格や調子などの合い方を指す。

齋藤先生のここがポイント！

年老いた芸妓という、波乱に満ちた女の一代記を連想させる言葉がタイトルに来るだけで、読む側は早くも世界観に引きずり込まれてしまいます。当時の先端分野である電化製品と、老妓という古びた存在との対比も秀逸です。

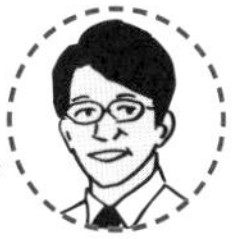

電極の陰と陽を人と人の相性になぞらえるところに、老いながらも好奇心を絶やさない主人公の感性が感じられて前向きな気持ちにさせられます。

銀《ぎん》の匙《さじ》

中勘助《なかかんすけ》

ある晩《ばん》私《わたし》たちは肱《ひじ》かけ窓《まど》のところに並《なら》んで百《さる》日紅《すべり》の葉《は》ごしにさす月《つき》の光《ひかり》をあびながら歌《うた》をうたっていた。そのときなにげなく窓《まど》から垂《た》れてる自分《じぶん》の腕《うで》をみたところ我《われ》ながら見《み》とれるほど美《うつく》しく、透《す》きとおるように蒼白《あおじろ》くみえた。それはお月様《つきさま》のほんの一時《ひととき》のいたずらだったが、もしこれがほんとならば　と頼《たの》もしいような気がして

「こら、こんなに綺麗《きれい》にみえる」

あらすじ

なかなか開かない古い茶簞笥の引き出しの中から、銀の匙を見つけた「私」。匙の発見を媒介に、伯母の限りない愛情に包まれて過ごした少年時代の思い出がよみがえる。文豪・夏目漱石や哲学者・和辻哲郎らが絶賛した、中勘助の自伝的作品。

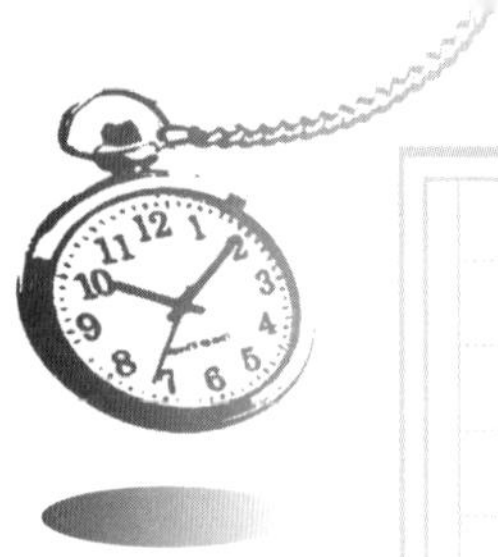

著者プロフィール

現在の東京都千代田区神田に生まれる。明治38年、東京帝国大学英文科に入学、夏目漱石の講義を受ける。大学卒業後、近衛歩兵第四聯隊を経て、漱石の推薦で大正2年、東京朝日新聞に『銀の匙』を連載。断筆期間を経て、『提婆達多』『犬』などを発表する。昭和40年、朝日文化賞を受賞。

といってお恵《けい》ちゃんのまえへ腕《うで》をだした。

「まあ」

そういいながら恋人《こいびと》は袖《そで》をまくって
「あたしだって」

といって見《み》せた。しなやかな腕《うで》が蝋石《ろうせき》みたいにみえる。二人《ふたり》はそれを不思議《ふしぎ》がって二《に》の腕《うで》から脛《はぎ》、脛《はぎ》から胸《むね》と、ひやひやする夜気《やき》に肌《はだ》をさらしながら時《とき》のたつのも忘《わす》れて驚嘆《きょうたん》をつづけた。

語彙

蝋石《ろうせき》

蝋のような光沢と触感のある鉱石・岩石。狭義には、葉蝋石を主成分とする鉱石を指す。石筆の原材料や印材、彫刻などに用いられる。

齋藤先生のここがポイント!

自身の幼年時代を回想した小説や随筆は珍しくありませんが、真に子どもの視点で描写されているものはそう多くありません。かの哲学者、和辻哲郎も「まさしく子供の体験した子供の世界である」と高く評価しています。

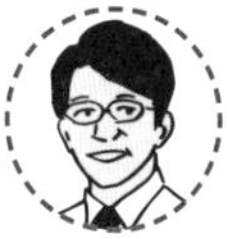

みずみずしい子どもの感性が鮮やかに表現されています。子どものころに戻った気持ちで、台詞も子どもらしく音読してみてください。

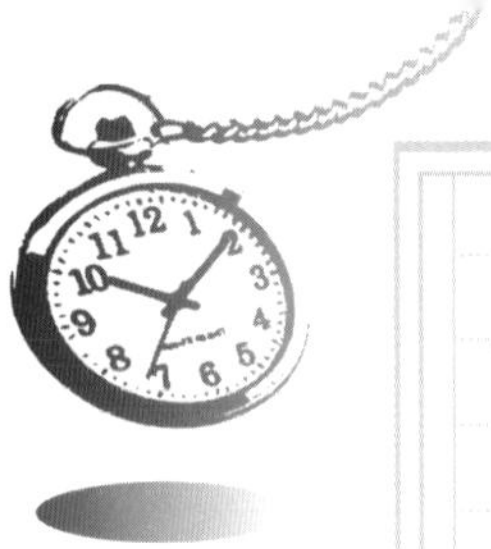

猫町《ねこまち》

萩原朔太郎《はぎわらさくたろう》

瞬間《しゅんかん》。万象《ばんしょう》が急《きゅう》に静止《せいし》し、底《そこ》の知《し》れない沈黙《ちんもく》が横《よこ》たわった。何事《なにごと》かわからなかった。だが次《つぎ》の瞬間《しゅんかん》には、何人《なんぴと》にも想像《そうぞう》されない、世《よ》にも奇《き》怪《かい》な、恐《おそ》ろしい異変事《いへんじ》が現象《げんしょう》した。見《み》れば町《まち》の街路《がいろ》に充満《じゅうまん》して、猫《ねこ》の大集団《だいしゅうだん》がうようよと歩《ある》いているのだ。猫《ねこ》、猫《ねこ》、猫《ねこ》、猫《ねこ》、猫《ねこ》、猫《ねこ》。どこを見《み》ても猫《ねこ》ばかりだ。そして家々《いえいえ》の窓口《まどぐち》からは、髭《ひげ》の生《は》えた猫《ねこ》の顔《かお》が、額縁《がくぶち》の中《なか》の絵《え》のようにして、大《おお》きく浮《う》き出《だ》して現《あらわ》れていた。

あらすじ

東京から北越の温泉へと出かけた「私」は、秋の山道を散策していると、見たこともない「繁華な美しい町」へと迷い込んでしまう。そこに突如として、猫の大集団が現れる。詩人・萩原朔太郎の唯一の小説作品で、冒頭には、「散文詩風な小説（ロマン）」と銘打たれている。

著者プロフィール

現在の群馬県前橋市出身。口語自由詩を確立させ、「日本近代詩の父」と称される。若いころからハーモニカやマンドリンなど楽器に傾倒。大正2年に北原白秋が主宰する文芸誌「朱欒」に詩を発表し、詩人としての一歩を踏み出す。その後も『月に吠える』『青猫』『氷島』などを世に残す。

戦慄《せんりつ》から、私《わたし》は殆《ほと》んど息《いき》が止《と》まり、正《まさ》に昏倒《こんとう》するところであった。これは人間《にんげん》の住《す》む世界《せかい》でなくて、猫《ねこ》ばかり住《す》んでる町《まち》ではないのか。一体《いったい》どうしたと言《い》うのだろう。こんな現象《げんしょう》が信《しん》じられるものか。たしかに今《いま》、私《わたし》の頭脳《ずのう》はどうかしている。自分《じぶん》は幻影《げんえい》を見《み》ているのだ。さもなければ狂気《きょうき》したのだ。私自身《わたしじしん》の宇宙《うちゅう》が、意識《いしき》のバランスを失《うしな》って崩壊《ほうかい》したのだ。

語彙

昏倒《こんとう》
めまいをもよおし、倒れること。卒倒。失神。

齋藤先生のここがポイント！

不思議な世界に迷い込んだという物語はほかにもありますが、それが猫だらけの町という設定が斬新で大胆かつユニークです。「くさった蛤」を詩のモチーフにしてしまうような朔太郎の感性のなせる技でしょう。

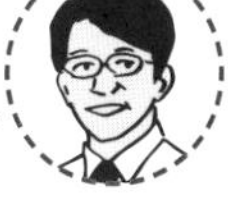

ドラマや映画のナレーターになったような気持ちで音読してみると楽しいかもしれません。

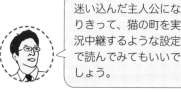

迷い込んだ主人公になりきって、猫の町を実況中継するような設定で読んでみてもいいでしょう。

ポジティブな名言を連呼して、心も体も元気に!!

✔ポジティブな言葉を10回連呼!

本書では名作文学の名場面を数々紹介していますが、そのなかには勇気づけられる一文や言葉も多数、存在します。いつまでも心に残る表現や格言を、座右の銘として残されている方も多いのではないでしょうか。

西山耕一郎先生の巻頭言にもあるとおり、おしゃべりをすることでストレスを発散し、気持ちを快活にすることができます。声を出すということはひとつのストレス解消方法でもあるわけです。

言葉には言霊《ことだま》が宿ると言いますが、言葉にするときはなるべくポジティブな表現のほうが、より気持ちがよくなるのではないでしょうか。

ここでは、本書で紹介している名作文学の中から、とりわけポジティブで元気づけられるような言葉を抜き出してみました。

ぜひ、その情景を思い描きながら、10回ほど左に挙げた言葉を苦しくない程度に連呼してみてください。体中がうまい具合にほぐれ、心地よい気持ちが心の中に広がるのを感じることができるでしょう。

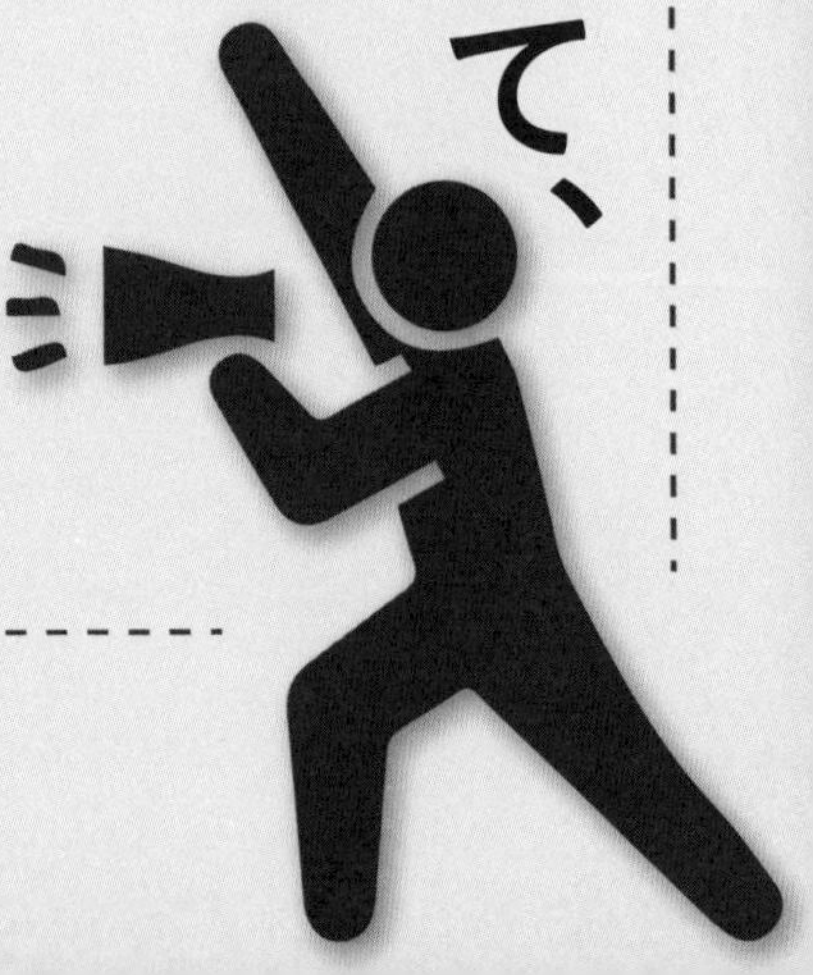

走《はし》れ！メロス（太宰治『走れメロス』）

山《やま》の動《うご》く日《ひ》来《きた》る（与謝野晶子『そぞろごと』）

僕《ぼく》の後《うし》ろに道《みち》は出来《でき》る（高村光太郎『道程』）

蜘蛛《くも》は網張《あみは》る
私《わたし》は私《わたし》を肯定《こうてい》する（種田山頭火『山頭火句集』）

Column

文豪たちの交流記 ❸

中原中也と小林秀雄

夭折《ようせつ》の詩人・富永太郎を介して知り合った中原中也と小林秀雄。二人は会うなり意気投合し、富永の病が重くなるにつれ、直接に親交を深めていった。

ある日、小林は中原の同棲《どうせい》相手で女優の長谷川泰子に出会い、たちまち惹《ひ》かれ合っていく。

富永が亡くなり、小林は泰子と暮らしはじめた。小林が中原と泰子の間を裂いたのだ。泰子のほうは、中原に取り立てて恋愛感情を抱いてはいなかったようだった。一度は断絶したかに見えた、小林と中原の仲だったが、詩を介して2人は改めて交流を続けることになる。

小林はやがて泰子の潔癖症に悩まされることとなる。外出した後の着物についた埃《ほこり》を何度も拭かなければ気が済まないなど、家事すら手につかないほどだった。小林は家族や友人の協力を得て、忍耐強く泰子の面倒を見るも、とうとう、彼女のヒステリーに耐えかね、同棲から2年半ほど経ったある日、家を飛び出し戻らなかった。

その後、小林は志賀直哉のいる奈良に身を寄せ、『様々なる意匠』を「改造」の懸賞論文に応募し、二席に入選。批評家としてのデビューを果たす。小林に逃げられた泰子は、中原のもとには戻らず、女優として生計を立てた。そんな泰子を、復縁は叶わないまでも、中原は何かと面倒を見ていた。

やがて、時は経ち、中原の第一詩集『山羊の歌』が刊行され、小林はこれを絶賛。しかし、そんな中原に病魔の影が忍び寄っていた。鎌倉の小林宅近くに転居してから約8カ月後、中原は結核性脳膜炎のため死去する。享年30。

小林は、早すぎる中也の死に、こんな呼びかけで締めくくられる詩を作っている。「ああ、死んだ中原／僕にどんなお別れの言葉が言えようか／君に取り返しのつかぬ事をして了《しま》ったあの日から／僕は君を慰める一切の言葉をうっちゃった／ああ、死んだ中原／例えばあの赤茶けた雲に乗って行け／何の不思議な事があるのか／僕達が見て来たあの悪夢に比べれば」。

第4章
短歌・俳句・詩の名作

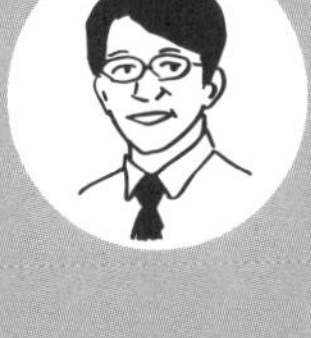

道程《どうてい》

高村光太郎《たかむらこうたろう》

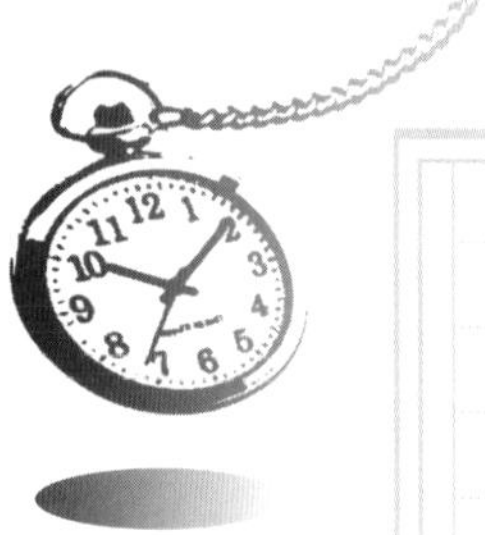

僕《ぼく》の前《まえ》に道《みち》はない
僕《ぼく》の後《うし》ろに道《みち》は出来《でき》る
ああ、自然《しぜん》よ
父《ちち》よ
僕《ぼく》を一人立《ひとりだ》ちにさせた広大《こうだい》な父《ちち》よ

あらすじ

第一詩集『道程』所収の表題作品。同詩集は、明治43年から大正3年までの79編の作品を収録したもの。詩集前半は「寂寥」に代表されるような、情熱的かつ焦燥感に揉まれた作品が多く、後半は本作「道程」のように、内的世界の自己充実や人間性の陶冶を描く作品が多い。

著者プロフィール

本名は「こうたろう」ではなく「みつたろう」と読む。彫刻家の高村光雲の長男として東京で生まれる。その後も彫刻家や画家として精力的に活動するも、『智恵子抄』『道程』などの詩集があまりに有名なことから、一般的に文学史では詩人として位置づけられている。

僕《ぼく》から目《め》を離《はな》さないで守《まも》る事《こと》をせよ
常《つね》に父《ちち》の気魄《きはく》を僕《ぼく》に充《み》たせよ
この遠《とお》い道程《どうてい》のため
この遠《とお》い道程《どうてい》のため

語彙

気魄《きはく》
「気迫」とも書く。力強く、立ち向かってゆく精神力のこと。「魄」には、「魂魄」という熟語もある。

齋藤先生のここがポイント！

シンプルでありながら伝わってくるメッセージはとても強烈。「自然」を「父」にたとえて謳いあげ、ラストのリフレインで決意と覚悟が示されています。読むごとに精神が鼓舞される詩です。

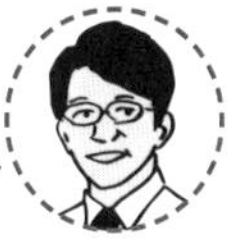

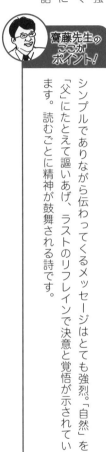

自然から学ぶという考え方は、ロダンにも見られ、彫刻家である高村らしい感性です。自然のみなぎる力を強くイメージしながら読んでみてください。

震災《しんさい》

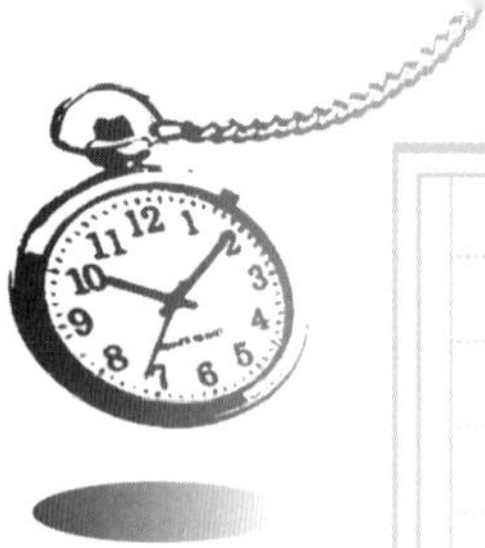

永井荷風《ながいかふう》

今《いま》の世《よ》のわかい人々《ひとびと》
われにな問《と》ひそ今《いま》の世《よ》と
また来《きた》る時代《じだい》の芸術《げいじゅつ》を。
われは明治《めいじ》の児《こ》ならずや。
その文化《ぶんか》歴史《れきし》となりて葬《ほうむ》られし時《とき》
わが青春《せいしゅん》の夢《ゆめ》もまた消《き》えにけり。
團菊《だんきく》はしをれて櫻痴《おうち》は散《ち》りにき。
一葉《いちよう》落《お》ちて紅葉《こうよう》は枯《か》れ
緑雨《りょくう》の声《こえ》も亦《また》絶《た》えたりき。
円朝《えんちょう》も去《さ》れり紫蝶《しちょう》も去《さ》れり。
わが感激《かんげき》の泉《いずみ》とくに枯《か》れたり。
われは明治《めいじ》の児《こ》なりけり。
或年《あるとし》大地《だいち》俄《にわか》にゆらめき

著者プロフィール

本名、壮吉(そうきち)。漢詩人で官僚の永井久一郎の長男として生まれる。語学に堪能で米仏へ渡り、見聞記を小説化した『あめりか物語』『ふらんす物語』などを発表。昭和12年、東京・大阪朝日新聞に『濹東綺譚』の連載を開始。同27年には文化勲章を受章している。

あらすじ

永井荷風の最初の創作詩の集成である『偏奇館吟草』に収められた作品。『偏奇館吟草』は昭和21年、荷風の作品集『来訪者』に収録されたのが、初出。大正12年9月1日に発生した関東大震災を、荷風は自宅で経験。その後の時代の変化に対する荷風の実感が本作に表れている。

火《ひ》は都《みやこ》を焼《や》きぬ。
柳村先生《りょうそんせんせい》既《すで》になく
鷗外漁史《おうがいぎょし》も亦姿《またすがた》をかくしぬ。
江戸文化《えどぶんか》の名残煙《なごりけむり》となりぬ。
明治《めいじ》の文化《ぶんか》また灰《はい》となりぬ。
今《いま》の世《よ》のわかき人々《ひとびと》
我《われ》にな語《かた》りそ今《いま》の世《よ》と
また来《こ》む時代《じだい》の芸術《げいじゅつ》を。
くもりし眼鏡《めがね》をふくとても
われ今何《いまなに》をか見得《みう》べき。
われは明治《めいじ》の児《こ》ならずや。
去《さ》りし明治《めいじ》の児《こ》ならずや。

語彙

明治《めいじ》

明治時代のこと。西暦1868年10月23日〜1912年7月30日までの期間を指す。『易経』の説卦伝の一節に由来する。

齋藤先生のここがポイント!

関東大震災や戦時下の空襲で焦土と化した東京を目の当たりにし、それを国家に与えられた「天罰」と述べたこともある、永井荷風ならではの作品です。「われは明治の児ならずや」の一文は、江戸の気風を残した人間の気概を想像して声に出してみましょう。

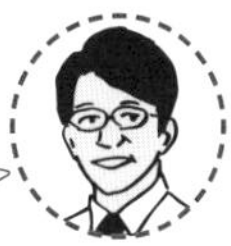

一葉や緑雨、円朝と江戸文化を強く感じさせる文化人の名前が登場します。ぜひ、彼・彼女らの作品にも思いを馳せながら読んでみてください。

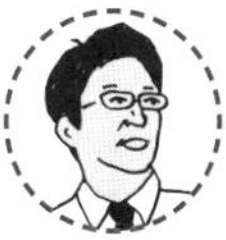

永井荷風にとっての明治とは、江戸文化の残る明治でした。歌舞伎も落語も文学も、感動の源だったものすべてが消え去ったことを「わが感激の泉とくに枯れたり」と嘆いています。その感情を想像してみてください。

乳母車《うばぐるま》

三好達治《みよしたつじ》

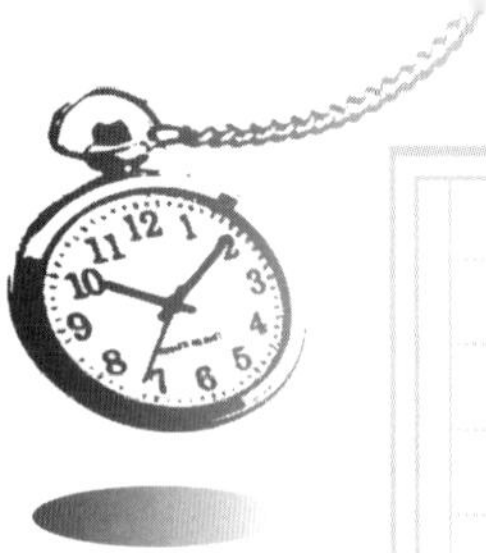

母《はは》よ——
淡《あわ》くかなしきもののふるなり
紫陽花《あじさい》いろのもののふるなり
はてしなき並樹《なみき》のかげを
そうそうと風《かぜ》のふくなり

時《とき》はたそがれ
母《はは》よ　私《わたし》の乳母車《うばぐるま》を押《お》せ
泣《な》きぬれる夕陽《ゆうひ》にむかつて
轔々《りんりん》と私《わたし》の乳母車《うばぐるま》を押《お》せ

あらすじ

第一詩集『測量船』所収の作品。同詩集は、大正15年から昭和5年まで、本作のほか、「甃のうへ」「雪」などの初期作品39編を収録したもの。ヨーロッパの象徴詩風の批評性と、日本の伝統的・古典的叙情に根ざした感覚が融合した抒情詩の新境地を開き、本詩集で詩壇での確固たる地位を築く。

著者プロフィール

大阪府大阪市に生まれる。東京帝国大学仏文科在学中、梶井基次郎らの「青空」の同人となる。昭和5年、処女詩集『測量船』を刊行。日本の伝統詩と西欧近代詩を融合させた、新しい抒情詩人として名声を得る。詩作だけでなく『萩原朔太郎』などの評論、ボードレール『巴里の憂鬱』などの訳詩も手がける。

赤《あか》い総《ふさ》ある天鵞絨《びろうど》の帽子《ぼうし》を
つめたき額《ひたい》にかむらせよ
旅《たび》いそぐ鳥《とり》の列《れつ》にも
季節《きせつ》は空《そら》を渡《わた》るなり

淡《あわ》くかなしきもののふる
紫陽花《あじさい》いろのもののふる道《みち》
母《はは》よ　私《わたし》は知《し》つてゐ《い》る
この道《みち》は遠《とお》く遠《とお》くはてしない道《みち》

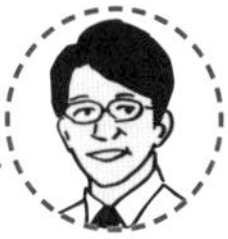

余情に満ちた美しい言葉のつらなりを、じっくりと堪能しながら、母の後押しで遠き道を行くイメージで音読しましょう。

語彙

天鵞絨《びろうど》
パイル織物のひとつで、綿・絹・毛などで織り、滑らかで、光沢のある織物。ベルベット、コール天、別珍。

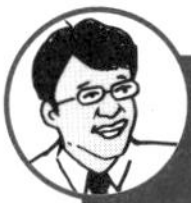

齋藤先生のここがポイント！

日本文学において抒情詩といえば三好達治ですが、その世界観がもっとも美しく秀麗に描かれている作品のひとつ。赤子の自分が乗る乳母車を母に押してもらう、そこに現在の時間軸とズレがあることを読み取りましょう。

汚《よご》れつちまつた悲《かな》しみに……

中原中也《なかはらちゅうや》

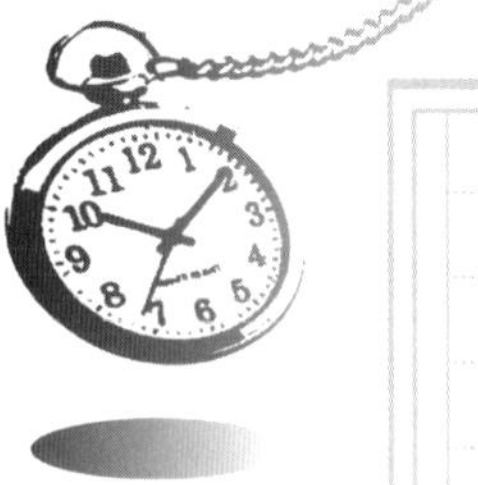

汚《よご》れつちまつた悲《かな》しみに
今日《きょう》も小雪《こゆき》の降《ふ》りかかる
汚《よご》れつちまつた悲《かな》しみに
今日《きょう》も風《かぜ》さへ《え》吹《ふ》きすぎる

汚《よご》れつちまつた悲《かな》しみは
たとへ《え》ば狐《きつね》の革裘《かわごろも》
汚《よご》れつちまつた悲《かな》しみは
小雪《こゆき》のかかつてちぢこまる

あらすじ

第一詩集『山羊の歌』所収の作品。同詩集は、大正13年春から昭和5年までの44編の作品を収録したもの。「初期詩篇」「少年時」「みちこ」「秋」「羊の歌」の5章立てとなっている。本作「汚れちまつた悲しみに……」は「みちこ」に収められている。

著者プロフィール

代々開業医だった中原家の長男として生まれるが、弟の死をきっかけに文学へ傾倒。ランボーやベルレーヌらの仏詩人の影響を受けて、フランス語を学ぶ。後に翻訳詩集『ランボオ詩集』を刊行。詩集『山羊の歌』で注目され、多くの作品を世に出したが、結核性脳膜炎により30歳で死去。

汚《よご》れつちまつた悲《かな》しみは
なにのぞむなくねがふ《う》なく
汚《よご》れつちまつた悲《かな》しみは
倦怠のうちに死《し》を夢《ゆめ》む

汚《よご》れつちまつた悲《かな》しみに
いたいたしくも怖《おじ》気《け》づき
汚《よご》れつちまつた悲《かな》しみに
なすところもなく日《ひ》は暮《く》れる……

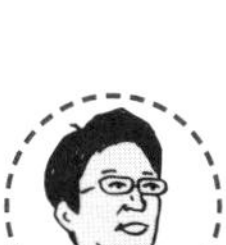

8回も繰り返されている「汚れつちまつた悲しみ」のワードが、声に出すことでより深く心に残ります。

語彙

倦怠（けだい）

物事に飽き、嫌になること。飽き飽きする。心身が疲れてだるい。

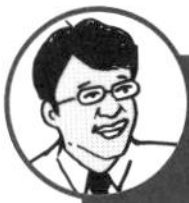

齋藤先生のここがポイント！

四行×四連で綴られた中原中也の代表作です。一連、二連と小雪や風、狐の革裘といった自然の比喩で表現され、三連で心の内面が表れ、四連で現実社会の冷たさへとつながっていきます。構成を読み取りながら音読しましょう。

一《ひと》つのメルヘン

中原中也《なかはらちゅうや》

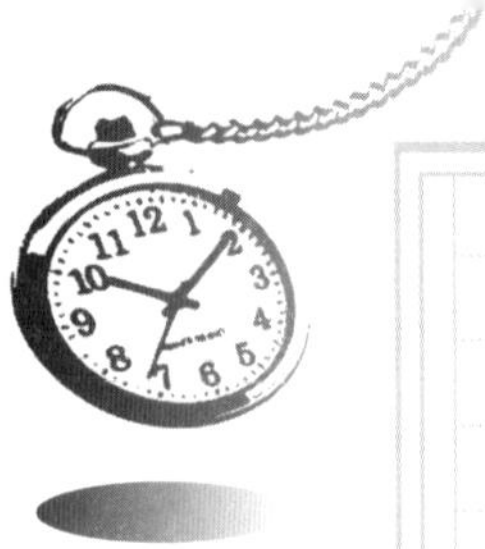

秋《あき》の夜《よ》は、はるかの彼方《かなた》に、
小石《こいし》ばかりの、河原《かわら》があつて、
それに陽《ひ》は、さらさらと
さらさらと射《さ》してゐ《い》るのでありました。

陽《ひ》といつても、まるで硅石《けいせき》か何《なに》かのやう《よ》で、
非常《ひじょう》な個体《こたい》の粉末《ふんまつ》のやう《よ》で、
さればこそ、さらさらと
かすかな音《おと》を立《た》ててもゐ《い》るのでした。

あらすじ

本作は、友人で批評家の小林秀雄によって、中原中也の死後に刊行された第二詩集『在りし日の歌』所収の作品。同詩集は「在りし日の歌」「永訣の秋」の二部構成となっており、前者は42編、後者は16編からなる。大正14年から中也が亡くなる昭和12年までの作品が収められている。

著者プロフィール

代々開業医だった中原家の長男として生まれるが、弟の死をきっかけに文学へ傾倒。ランボーやベルレーヌらの仏詩人の影響を受けて、フランス語を学ぶ。後に翻訳詩集『ランボオ詩集』を刊行。詩集『山羊の歌』で注目され、多くの作品を世に出したが、結核性脳膜炎により30歳で死去。

さて小石《こいし》の上《うえ》に、今《いま》しも一《ひと》つの蝶《ちょう》がとまり、
淡《あわ》い、それでゐ《い》てくつきりとした
影《かげ》を落《お》としてゐ《い》るのでした。

やがてその蝶《ちょう》がみえなくなると、いつのまにか、
今迄《いままで》流《なが》れてもゐ《い》なかつた川床《かわどこ》に、水《みず》は
さらさらと、さらさらと流《なが》れてゐ《い》るのでありま
した……

語彙

川床《かわどこ》

河床とも書く。「かわゆか」と読む場合もある。川の流れるところの地盤のこと。川底となる地面。

齋藤先生のここがポイント!

「秋の夜」ではじまりながら「陽が射す」ということから、現実社会でないことが読み取れます。夢の中のお話でしょうか。小石や蝶の意味も解釈は様々です。読む人それぞれの理解で世界観に身をゆだねてください。

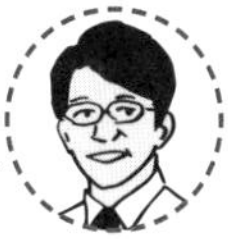

陽の光が「さらさらと」という、えも言われない表現が印象的です。声に出すと心地よさすら感じると思います。

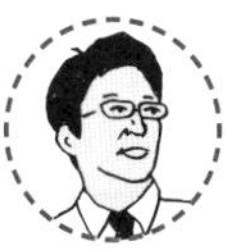

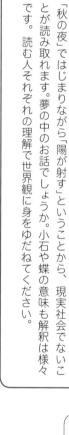

「〜ゐるのでした」の反復も、音読するとふわっとした幻想的な気分に。不思議な世界が見えてきそうです。

山頭火句集《さんとうかくしゅう》

種田山頭火《たねださんとうか》

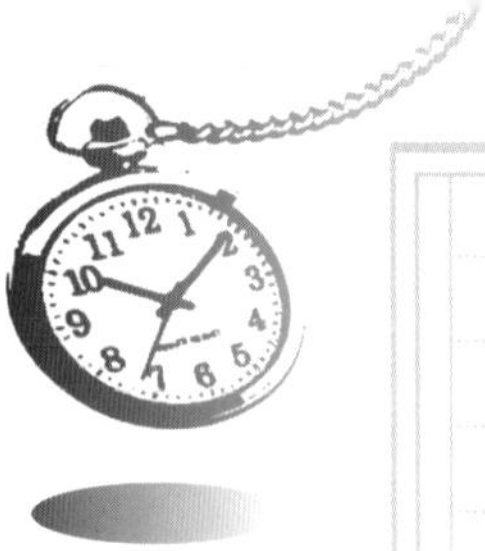

分《わ》け入《い》っても分《わ》け入《い》っても青《あお》い山《やま》
まっすぐな道《みち》でさみしい
どうしようもないわたしが歩いてゐ《い》る
うしろすがたのしぐれてゆくか
やっぱり一人《ひとり》がよろしい雑草《ざっそう》

あらすじ

昭和15年にこれまでの折本句集を集成して刊行された自選一代句集『草木塔』に所収の俳句作品より7句、並びに『草木塔』以後、死去するまでの1年ほどの間に作られた俳句作品より2句を本書では掲載。家も妻子も捨て、「行乞流転の旅」の日々の思いを託した俳句で知られる。

著者プロフィール

本名、正一。現在の山口県防府市に生まれる。早稲田大学文学科中退後、帰郷して酒造業を営むも破産。熊本市報恩寺で出家得度し、味取観音堂守となる。大正15年から放浪の旅へと出て、旅先で句作を行う。季語や定型にこだわらない自由律俳句の代表的俳人として知られる。

語彙

蜘蛛《くも》

クモガタ綱真正クモ目の節足動物の総称。肉食性で、網を張るものと網を張らないものとがある。日本には、オニグモやジョロウグモなど、約1000種が生息する。

やっぱり一人《ひとり》はさみしい枯草《かれくさ》

秋《あき》の夜《よ》や犬《いぬ》から貰《もら》つたり猫《ねこ》に与《あた》へたり

蜘蛛《くも》は網《あみ》張《は》る私《わたし》は私《わたし》を肯定《こうてい》する

濁《よご》れる水《みず》の流《なが》れつつ澄《す》む

齋藤先生のここがポイント！

俗世から離れ、「解くすべもない惑ひを背負うて、行乞《ぎょうこつ》流転の旅に出た」のが山頭火です。松尾芭蕉や与謝蕪村の江戸期ならいざ知らず、明治から昭和の時代に放浪俳人の道を選ぶ生き様が、句の迫力にもつながっています。

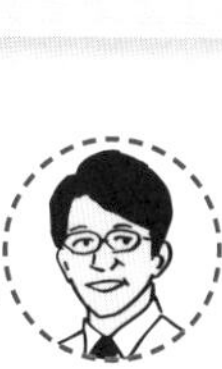

流転放浪の日々を送りながら生み出した句です。山中で雑草に囲まれているようなつもりになって音読し、山頭火の心情を共有してみましょう。

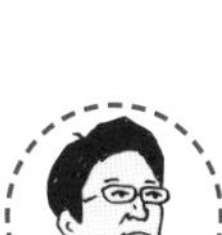

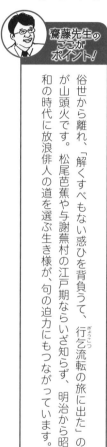

「どうしようもないわたし」とは一体どんな「わたし」なのか。ご自身と向き合って読んでください。

そぞろごと

与謝野晶子《よさのあきこ》

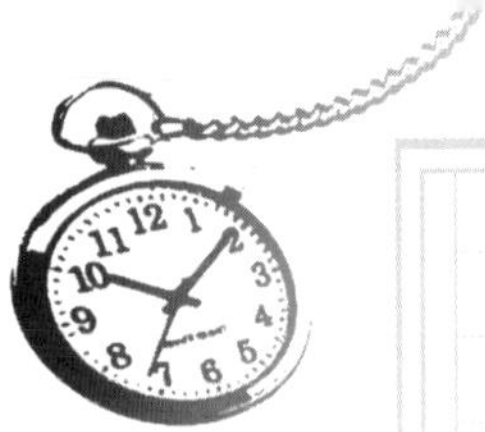

山《やま》の動《うご》く日《ひ》来《きた》る。
かく云《い》えども人《ひと》われを信《しん》ぜじ。
山《やま》は姑《しばら》く眠《ねむ》りしのみ。
その昔《むかし》に於《おい》て

あらすじ

日本の女性運動を牽引した平塚らいてうが創刊した雑誌「青鞜」の創刊号に寄稿した作品。後に「山の動く日」と改題されたが、本書では雑誌寄稿時の題名で収録する。歌集『青海波』での出産の歌、評論集『一隅より』における男女観に関する評論など、与謝野晶子自身、鋭い女性論の論客のひとりだった。

著者プロフィール

本名、志やう(しょう)。旧姓は鳳(ほう)。歌人の与謝野鉄幹と結婚。17歳くらいのころから雑誌に歌を投稿しはじめ、明治34年の『みだれ髪』でスタイルを確立。大正期には女性が経済的に自立する女権主義を提唱した。

山《やま》は皆火《みなひ》に燃《も》えて動《うご》きしものを。
されど、そは信《しん》ぜずともよし。
人《ひと》よ、ああ、唯《ただ》これを信《しん》ぜよ。
すべて眠《ねむ》りし女今《おなごいま》ぞ目覚《めざ》めて動《うご》くなる。

語彙

されど

「然れど」。前述の事柄を受け、相反する内容であることを示す。しかし、そうではあるが、の意。

齋藤先生のここがポイント！

「山」を謳った詩に見えますが、「山」が「女性」の比喩であるとわかると突然意味がはっきりします。山の動くとき、すなわち女性が立ち上がるときです。マグマのように燃えたぎる晶子の激情がそこから読み取れます。

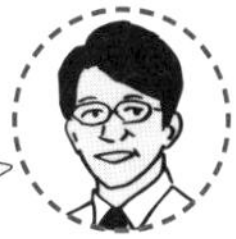

お腹に力を込めて、晶子になり代わり高らかに宣言するつもりで音読しましょう。

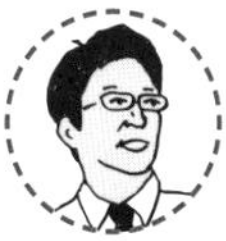

「山の動く日」「火に燃えて動きし」「今ぞ目覚めて」など強いワードが並びます。文章に負けないように読んでください。

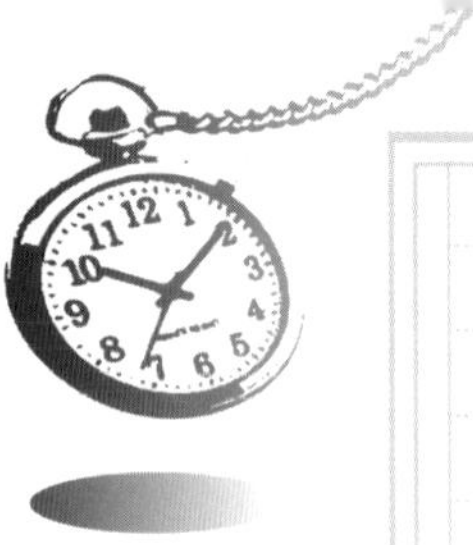

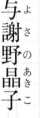

君死《きみし》にたまふ《う》ことなかれ

与謝野晶子《よさのあきこ》

ああ弟《おとうと》よ、君《きみ》を泣《な》く、
君死《きみし》にたまふ《う》ことなかれ。
末《すえ》に生《うま》れし君《きみ》なれば
親《おや》のなさけは勝《まさ》りしも、
親《おや》は刃《やいば》をにぎらせて
人《ひと》を殺《ころ》せと教《おし》へ《え》しや、
人《ひと》を殺《ころ》して死《し》ねよとて
廿四《にじゅうし》までを育《そだ》てしや。

(中略)

ああ弟《おとうと》よ、戦《たたか》ひ《い》に
君死《きみし》にたまふ《う》ことなかれ。
過《す》ぎにし秋《あき》を父君《ちちぎみ》に

あらすじ

明治38年に刊行された詩歌集『恋衣』所収の作品。もともとは、明治37年に勃発した日露戦争のため出征した弟・籌三郎の身を案じて詠んだ「非戦詩」として、「明星」に発表された作品。発表直後は、「世を害するは事実かゝる思想也」(大町桂月)と批判されるも、その後、与謝野晶子が反論し、論争となった。

著者プロフィール

本名、志やう(しょう)。旧姓は鳳(ほう)。歌人の与謝野鉄幹と結婚。17歳くらいのころから雑誌に歌を投稿しはじめ、明治34年の『みだれ髪』でスタイルを確立。大正期には女性が経済的に自立する女権主義を提唱した。

おくれたまへ《え》る母君《ははぎみ》は、
歎《なげ》きのなかに、いたましく、
我子《わがこ》を召《め》され、家《いえ》を守《も》り、
安《やす》しと聞《き》ける大御代《おおみよ》も
母《はは》の白髪《しらが》は増《ま》さりぬる。

暖簾《のれん》のかげに伏《ふ》して泣《な》く
あえかに若《わか》き新妻《にいづま》を
君忘《きみわす》るるや、思《おも》へ《え》るや。
十月《とつき》も添《そ》はで別《わか》れたる
少女《おとめ》ごころを思《おも》ひ《い》みよ。
この世《よ》ひとりの君《きみ》ならで
ああまた誰《だれ》を頼《たの》むべき。
君死《きみし》にたまふ《う》ことなかれ。

語彙

暖簾《のれん》
商家の軒先や店の出入り口にかけておく布。あるいは、室内の仕切り、装飾などに用いる布。店の信用や格式を表す場合もある。

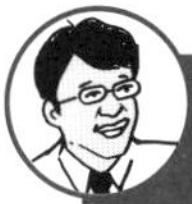

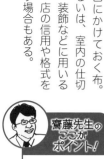

齋藤先生のここがポイント！

明治時代、口にすることがはばかられた「戦争否定」の意思を晶子は示しました。これは反戦思想以前に、弟を思う心の叫びです。戦地の弟へ送る「死ぬな」のメッセージは私たちの胸にも突き刺さります。

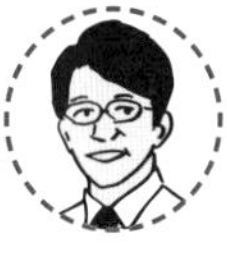

今のような言論の自由がない時代に、ここまで強く唱えた晶子の心の強さを感じながら読んでください。

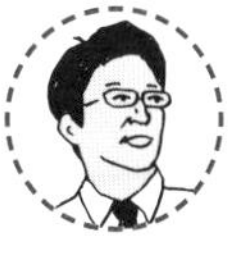

わずか10カ月しか新婚生活を過ごせなかった弟の妻を、心から気の毒に思う晶子の心情も想像しましょう。

あらたま

斎藤茂吉《さいとうもきち》

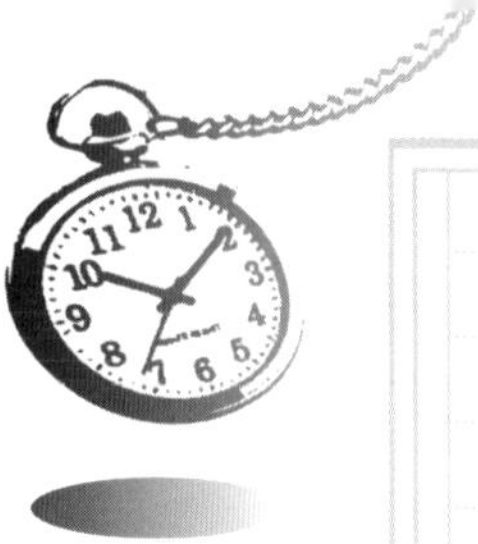

あかあかと一本《いっぽん》の道《みち》とほ《お》りたり
たまきはる我《わ》が命《いのち》なりけり

草《くさ》づたふ《う》朝《あさ》の螢《ほたる》よみじかかる
われのいのちを死《し》なしむなゆめ

か《こ》うか《こ》うと西《にし》吹《ふ》きあげて海雀《うみすずめ》
あなたふと空《そら》に澄《す》みゐ《い》て飛《と》ばず

あらすじ

斎藤茂吉の第二歌集。大正10年刊行。大正2年9月から大正6年までの作歌７４６首を収めたもの。「一本道」「朝の螢」「冬の山」「深夜」「晩夏」などの作品を所収。はげしく生命を歌い上げた第一歌集『赤光』の叙情が、本作では次第に内に潜まって、より現実的に深化した作品として、一般に評価されている。

著者プロフィール

山形県出身。明治38年に精神科医、斎藤紀一の養子となる。後に医師となり、青山脳病院院長も務めた。一方、中学時代から短歌を作りはじめ、後に短歌誌「アララギ」に参加。歌集『赤光』などのほか随筆も多く手がけ、芥川龍之介は斎藤の小説を期待したともいわれている。

ゆふ《う》されば大根《だいこん》の葉《は》にふる時雨《しぐれ》
いたく寂《さび》しく降《ふ》りにけるかも
ものの行《ゆき》とどまらめやも山峡《やまかい》の
杉《すぎ》のたいぼくの寒《さむ》さのひびき
朝《あさ》あけて船《ふね》より鳴《な》れる太笛《ふとぶえ》の
こだまはながし竝《な》みよろふ《う》山《やま》

語彙

山峡《さんきょう》（やまかい）
山の迫った谷間。山と山の間。やまあいのこと。

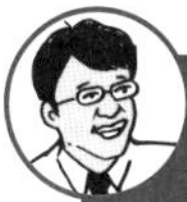

齋藤先生のここがポイント！

特に有名なのが一首目。ある秋の日に代々木の原を見わたすと、太陽が照らす一本の道が。「この道をわたしは歩まねば」との、自らを励ます決意のような気持ちが浮かびます。どこか吹っ切れたような心情も感じられます。

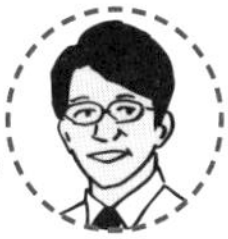

「あかあかと」「たまきはる」「かうかうと」など、古来より日本人が愛した大和言葉の美しさを味わいながら音読してみましょう。

伊藤左千夫短歌集《いとうさちおたんかしゅう》

伊藤左千夫《いとうさちお》

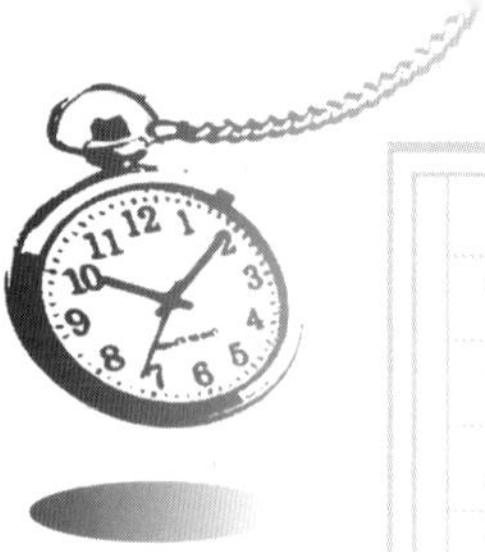

牛飼《うしかい》が歌《うた》よむ時《とき》に世《よ》のなかの
新《あたら》しき歌大《うたおお》いに起《おこ》る

うからやから皆《みな》にがしやりて独居《ひとりお》る
水《み》づく庵《いおり》に鳴《な》くきりぎりす

池水《いけみず》は濁《にご》りににごり藤浪《ふじなみ》の
影《かげ》もうつらず雨《あめ》ふりしきる

著者プロフィール

現在の千葉県山武市で農家の家に生まれる。大学中退後、牛乳の製造販売業を営むかたわら、新聞「日本」に随想『非新自賛歌論』を発表。俳人・正岡子規に師事する。明治39年に子規に影響を受けた小説『野菊の墓』を発表。その後も『隣の嫁』『春の潮』などを執筆する。

あらすじ

大正9年、『左千夫全集』第1巻として、「牛飼が」から始まる代表作を巻頭に、明治33年から没年の大正2年までの短歌1879首を収録したものを典拠とする。短歌だけでなく、若干の長詩、長歌、施頭歌が収められ、森鷗外による「伊藤左千夫年譜稿」が付されている。

敷妙《しきたえ》の枕《まくら》によりて病伏《やみふ》せる
君《きみ》がおもかげ眼《め》を去《さ》らず見《み》ゆ
世《よ》の中《なか》に光《ひかり》も立《た》てず星屑《ほしくず》の
落《お》ちては消《き》ゆるあは《わ》れ星屑《ほしくず》
七人《ななたり》の児等《こら》が遊《あそ》びに出《い》でて居《い》ず
おくに我《わ》れ一人《ひとり》瓶《かめ》の山茶花《さざんか》

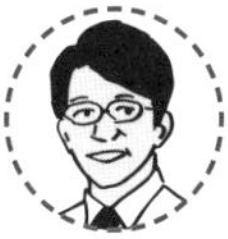

伊藤左千夫がそうしたように、自然描写と自分自身の心持ちを重ね合わせながら読んでみてください。

語彙

星屑《ほしくず》

散らばって光る無数の星。恒星によって作られる元素。超新星爆発により、宇宙空間にばらまかれる。

齋藤先生のここがポイント！

「牛飼」といえば俳句や詩の世界では「牛ひき」を意味するのが通例ですが、ここでは搾乳業を営む自身を表現しているところにユニークさを感じます。正岡子規に師事した後に生まれた作品で、歌集巻頭の一首です。

初恋《はつこい》

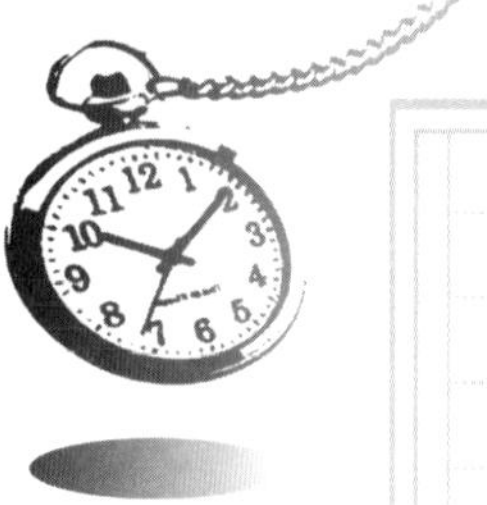

島崎藤村《しまざきとうそん》

まだあげ初《そ》めし前髪《まえがみ》の
林檎《りんご》のもとに見《み》えしとき
前《まえ》にさしたる花櫛《はなぐし》の
花《はな》ある君《きみ》と思《おも》ひ《い》けり

やさしく白《しろ》き手《て》をのべて
林檎《りんご》をわれにあたへ《え》しは
薄紅《うすくれない》の秋《あき》の実《み》に
人《ひと》こひ《い》初《そ》めしはじめなり

あらすじ

明治30年刊行の第一詩集『若菜集』所収の作品。平易な日常語で七五調を多用し、主我的な感動を抑制の効いた言葉で表現した作風が特徴的。恋愛や青春、自然賛美、芸術至上を詠った作品が多数収録されている。

著者プロフィール

中山道で馬籠宿を整備し、代々庄屋や問屋を務めた島崎家の四男として生まれる。17代当主の父・正樹は国学者で、藤村が15歳のときに獄中死。後に父をモデルに歴史小説『夜明け前』を書く。昭和18年、小説『東方の門』の執筆が未完の中、脳溢血でこの世を去る。

わがこゝ《こ》ろなきためいきの
その髪《かみ》の毛《け》にかゝ《か》るとき
たのしき恋《こい》の盃《さかずき》を
君《きみ》が情《なさけ》に酌《く》みしかな

林檎《りんご》畑《ばたけ》の樹《こ》の下《した》に
おのづからなる細道《ほそみち》は
誰《た》が踏《ふ》みそめしかたみぞと
問《と》ひ《い》たまふ《う》こそこひ《い》しけれ

語彙

花櫛《はなぐし》
造花で飾りつけたさしぐしのこと。主に子どもに用いられた。

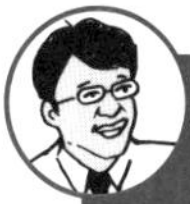

齋藤先生のここがポイント!

今から100年以上前の明治の時代、少年の初々しい気持ちが藤村ならではの流麗な言葉で紡ぎ出されます。相手は日本髪の少女。「まだあげ初めし前髪」から、少女が前髪をあげたばかりの年齢であることがわかります。

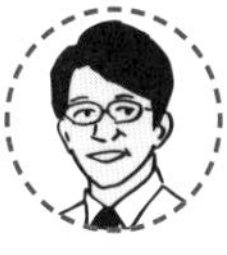

「初(そ)めし」「林檎」といったワードが繰り返し使われることで、初恋のイメージがいっそう際立っています。

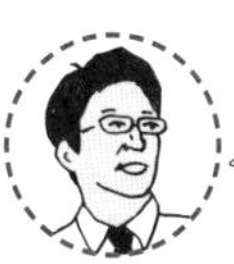

甘酸っぱい初恋の記憶を思い出しながら、ピュアな気持ちを詩に重ねて読んでみてください。

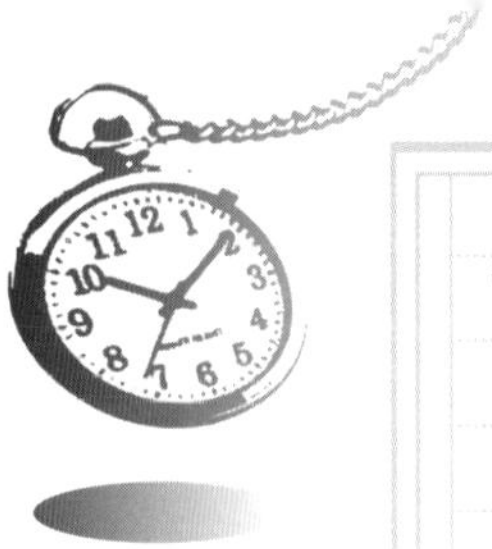

千《ち》曲《くま》川《がわ》旅《りょ》情《じょう》の歌《うた》 一《いち》

島崎藤村《しまざきとうそん》

小諸《こもろ》なる古城《こじょう》のほとり
雲白《くもしろ》く遊子《ゆうし》悲《かな》しむ
緑《みどり》なす繁蔞《はこべ》は萌《も》えず
若草《わかくさ》も藉《し》くによしなし
しろがねの衾《ふすま》の岡辺《おかべ》
日《ひ》に溶《と》けて淡雪《あわゆき》流《なが》る

あたゝ《た》かき光《ひかり》はあれど
野《の》に満《み》つる香《かおり》も知《し》らず
浅《あさ》くのみ春《はる》は霞《かす》みて

あらすじ

明治34年刊行の第四詩集『落梅集』所収の作品。第一詩集『若菜集』、第二詩集『一葉舟』、第三詩集『夏草』を経て、第四詩集『落梅集』では、20代後半に差し掛かった島崎藤村の、青春への別れを感じさせる作品が多数収録されている。

著者プロフィール

中山道で馬籠宿を整備し、代々庄屋や問屋を務めた島崎家の四男として生まれる。17代当主の父・正樹は国学者で、藤村が15歳のときに獄中死。後に父をモデルに歴史小説『夜明け前』を書く。昭和18年、小説『東方の門』の執筆が未完の中、脳溢血でこの世を去る。

麦《むぎ》の色《いろ》わづかに青《あお》し
旅人《たびびと》の群《むれ》はいくつか
畠中《はたなか》の道《みち》を急《いそ》ぎぬ

暮《く》れ行《ゆ》けば浅間《あさま》も見《み》えず
歌哀《うたかな》し佐久《さく》の草笛《くさぶえ》
千曲川《ちくまがわ》いざよふ波《なみ》の
岸近《きしちか》き宿《やど》にのぼりつ
濁《にご》り酒《ざけ》濁《にご》れる飲《の》みて
草枕《くさまくら》しばし慰《なぐさ》む

語彙

草枕《くさまくら》

旅先の、草で仮に編んだ枕という意から、旅寝すること。旅先でのわびしい宿りを意味する。夏目漱石の小説に、同名の作品がある。

齋藤先生のここがポイント！

「古城」は長野県の小諸城。眼下に千曲川を見下ろす眺望は夏なら目に痛いほどの新緑が壮観なのですが、詩の中では春まだ浅く、溶けた淡雪が流れています。「遊子」は旅人の意ですが、ここでは藤村自身のことでしょう。

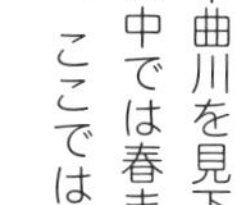

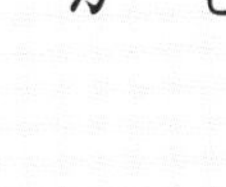

美しい信州の自然と早春の冷たい空気、藤村の旅愁などを感じ取りながら読んでください。

できれば暗唱したうえで繰り返し声に出して読んでみることをおすすめしたい作品です。

秋刀魚《さんま》の歌《うた》

佐藤春夫《さとうはるお》

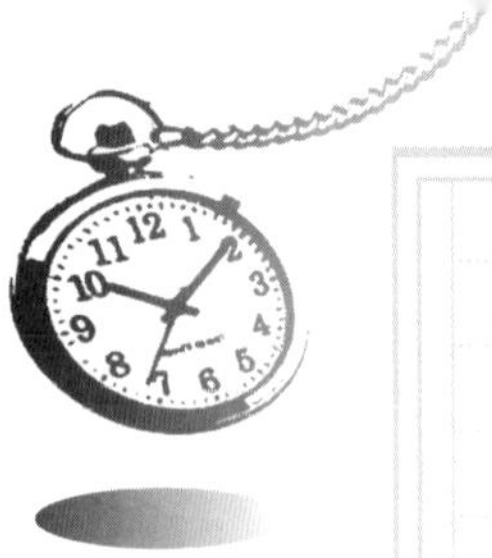

あは《わ》れ
秋風《あきかぜ》よ
汝《なれ》こそは見《み》つらめ
世《よ》のつねならぬかの団欒《まどい》を。
いかに
秋風《あきかぜ》よ
いとせめて
証《あかし》せよかの一《ひと》ときの団欒《まどい》ゆめに非《あら》ずと。
あは《わ》れ
秋風《あきかぜ》よ
情《こころ》あらば伝《つた》へ《え》てよ、
夫《おっと》を失《うしな》は《わ》ざりし妻《つま》と

あらすじ

大正10年、雑誌「人間」11月号に発表された作品より一部抜粋。後に『我が一九二二年』に収録された。谷崎潤一郎の妻・千代への恋と、谷崎との絶交は、第一詩集『殉情詩集』所収の作品に続いて、本作にも色濃く影響を残している。佐藤春夫の詩作品中、もっとも知られた詩。

著者プロフィール

明治25年、現在の和歌山県新宮市に生まれる。家は代々医者であるとともに、文芸をたしなむ家柄で、父・豊太郎も俳句、狂歌を作る。早くから短歌を作り、雑誌「スバル」や「三田文学」に投稿。大正8年に刊行した小説『田園の憂鬱』が出世作となる。大正10年に『殉情詩集』を刊行。

父《ちち》を失《うしな》はざりし幼児《おさなご》とに伝《つた》へてよ
――男《おとこ》ありて
今日《きょう》の夕餉《ゆうげ》に　ひとり
さんまを食《くら》ひ《い》て、
涙《なみだ》をながす、と。

さんま、さんま、
さんま苦《にが》いか塩《しょ》っぱいか。
そが上《うえ》に熱《あつ》き涙《なみだ》をしたたらせて
さんまを食《く》ふ《う》はいづこの里《さと》のならひ《い》ぞや。
あは《わ》れ
げにそは問《と》は《わ》まほしくをかし。

語彙

団欒《だんらん》（まどい）
集まって車座に座ること。親しい者たちで、集まって楽しく時を過ごすこと。月などが丸いこと、もしくは丸いもの。

齋藤先生のここがポイント！

タイトルは秋刀魚ですが、佐藤自身の切ない心情が謳われています。谷崎潤一郎の妻、千代夫人に対する望みのない愛に、気持ちを断ち切れない自分を哀しく見つめる姿が浮かんできます。

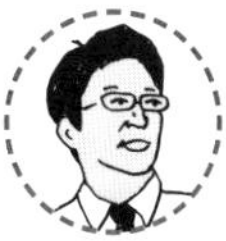

抒情的な詩ですので「さんま、さんま」と呼びかけるところは特に気持ちを込めてみてください。

ここで言うさんまの「塩っぱい」は佐藤の涙を意味します。そこを意識したうえで音読しましょう。

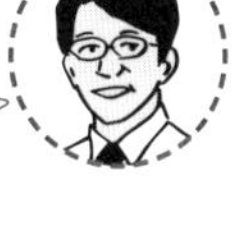

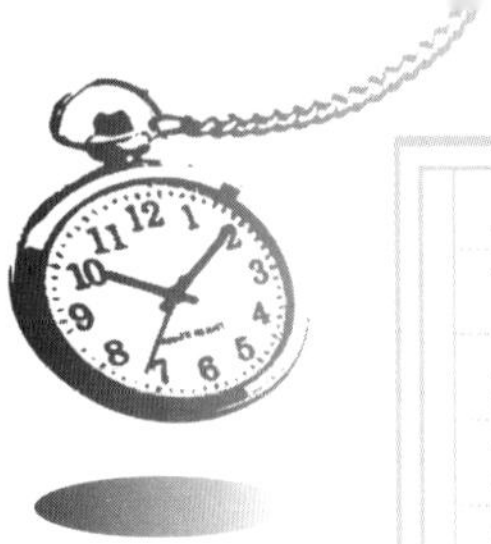

落葉松《からまつ》

北原白秋《きたはらはくしゅう》

一

からまつの林《はやし》を過《す》ぎて、
からまつをしみじみと見《み》き。
からまつはさびしかりけり。
たびゆくはさびしかりけり。

二

からまつの林《はやし》を出《い》でて、
からまつの林《はやし》に入《い》りぬ。
からまつの林《はやし》に入《い》りて、
また細《ほそ》く道《みち》はつづけり。

あらすじ

大正12年刊行の『水墨集』所収の作品。題名のとおり、水墨画のごとく、日本的・東洋的な枯淡の美を追求した詩作品を多数収録。「世の中よ、あはれなりけり。」から始まる第八連は、『水墨集』に収められる際に、追加されたものとされる。

著者プロフィール

柳川藩御用達の海産物問屋を営む家に生まれる。明治37年、早稲田大学に入学。学業のかたわら詩作に励む。明治42年、処女詩集『邪宗門』を発表。その2年後には詩集『思ひ出』を発表し、詩壇の第一人者となる。詩だけでなく、童謡や民謡の分野でも才能を発揮した。

三

からまつの林《はやし》の奥《おく》も
わが通《とお》る道《みち》はありけり。
霧雨《きりさめ》のかかる道《みち》なり。
山風《やまかぜ》のかよふ《う》道《みち》なり。

四

からまつの林《はやし》の道《みち》は
われのみか、ひともかよひ《い》ぬ。
ほそぼそと通《かよ》ふ《う》道《みち》なり。
さびさびといそぐ道《みち》なり。

（次ページへ）

語彙

からまつ

落葉松、唐松とも書く。マツ科の落葉高木で、主に亜高山帯に分布し、高さ約30メートルにもなる。葉は針状で束となっている。日本の固有種のひとつ。

齋藤先生のここがポイント！

わたしも中学生くらいのころによく読んだ詩ですが、きれいに整った文体のせいか、読んでいると不思議に心が落ち着き、気分もよくなってきます。読む前にからまつの風景が眼前に広がる様子をイメージしてみましょう。

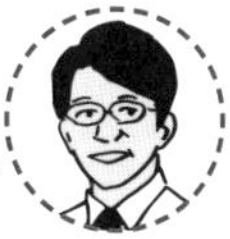

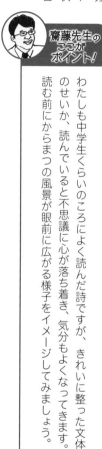

全文をとおして読むことで、自身も軽井沢の温泉にやってきて散策をしているような心持ちになると思います。

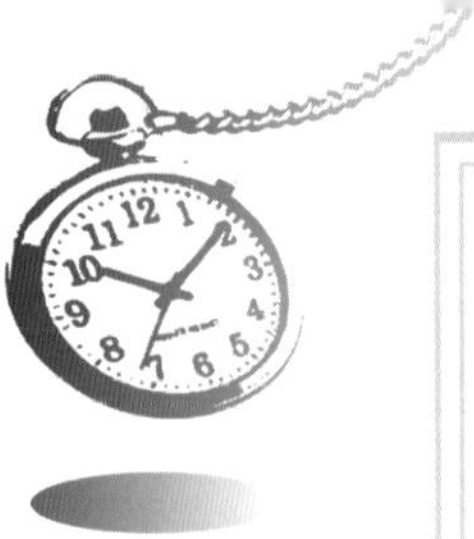

落葉松《からまつ》（続）

北原白秋《きたはらはくしゅう》

五

からまつの林《はやし》を過《す》ぎて、
ゆゑ《え》しらず歩《あゆ》みひそめつ。
からまつはさびしかりけり、
からまつとささやきにけり。

六

からまつの林《はやし》を出《い》でて、
浅間嶺《あさまね》にけぶり立《た》つ見《み》つ。
浅間嶺《あさまね》にけぶり立《た》つ見《み》つ。
からまつのまたそのうへ《え》に。

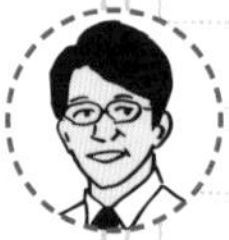

「ゆゑしらず」は「故知らず」、つまり「わけもなくそっと歩いた」の意です。古語の意味を噛みしめて読むと、この詩がどんどん好きになると思います。

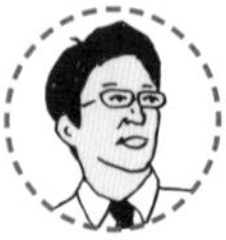

「さびしかりけり」の「けり」は深い感動を表す詠嘆の助動詞ですので、気持ちを乗せて音読してください。

七

からまつの林《はやし》の雨《あめ》は
さびしけどいよよしづけし。
かんこ鳥《どり》鳴《な》けるのみなる。
からまつの濡《ぬ》るるのみなる。

八

世《よ》の中《なか》よ、あは《わ》れなりけり。
常《つね》なけどうれしかりけり。
山川《やまがわ》に山《やま》がは《わ》の音《ね》、
からまつにからまつのかぜ。

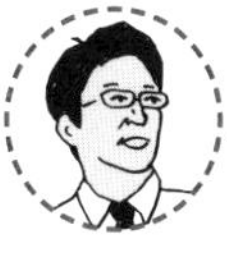

第八連の最終行「からまつにからまつのかぜ」は、松尾芭蕉の「松の事は松に習へ、竹の事は竹に習へ」という言葉を思い起こさせます。

語彙

浅間嶺《あさまね》

軽井沢から見える活火山・浅間山のこと。上信国境にある活火山で、現在の長野県軽井沢町・御代田町・小諸市・群馬県長野原町・嬬恋村にまたがる標高2568メートルの山。

雨《あめ》ニモマケズ

宮沢賢治《みやざわけんじ》

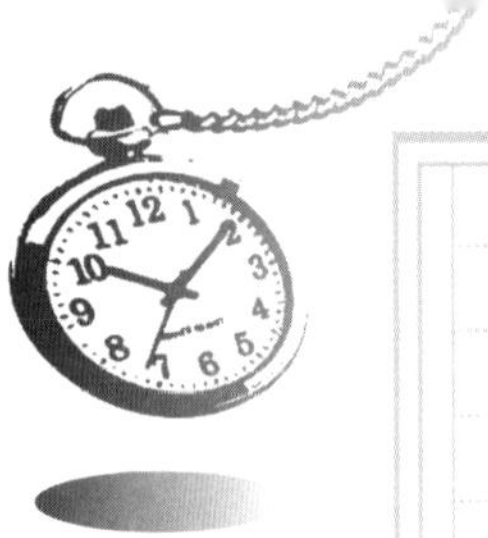

雨《あめ》ニモマケズ
風《かぜ》ニモマケズ
雪《ゆき》ニモ夏《なつ》ノ暑《あつ》サニモマケヌ
丈夫《じょうぶ》ナカラダヲモチ
慾《よく》ハナク
決《けっ》シテ瞋《いか》ラズ
イツモシヅカニワラッテヰ《い》ル

著者プロフィール
現在の岩手県花巻市出身。中学3年生のころから石川啄木の影響を受けて、短歌を作りはじめる。童話作家として『銀河鉄道の夜』『風の又三郎』など多くの作品を残したが、生前はほぼ無名に近く、没後に有志の努力で広く世に知られ、国民的な作家となった。

あらすじ
昭和6年11月3日、宮沢賢治が手帳に書き込んだ詩。そもそも、人に読まれることを前提としておらず、詩と呼ぶつもりであったかも疑わしい。晩年の賢治が、自らの理想像を託したとされる。この2年後に、賢治は37歳の若さで病没する。

一日《いちにち》ニ玄米《げんまい》四合《よんごう》ト
味噌《みそ》ト少《すこ》シノ野菜《やさい》ヲタベ
アラユルコトヲ
ジブンヲカンジョウニ入《い》レズニ
ヨクミキキシワカリ
ソシテワスレズ
野原《のはら》ノ松《まつ》ノ林《はやし》ノ陰《かげ》ノ

（次ページへ）

語彙

四合《よんごう》

一合の4倍。合は升の10分の1で、勺の10倍にあたる。一合は約180ミリリットル、約150グラム。一合の米を炊くとだいたい350グラム程度になる。

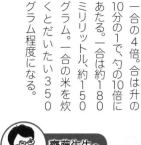

齋藤先生のここがポイント！

すでに病に臥せって寝たきりだったころ、自身の黒い手帳に人知れず記していたとされる詩です。どのような気持ちで賢治はこれを書いたのか。その心情を推し量るとき、このうえなく切ない気持ちにさせられます。

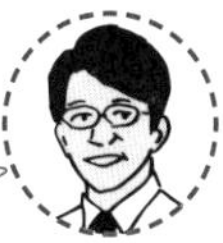

学校の教科書にも載るほど有名な作品ですが、生前は無名だった賢治の生涯を思うと心が痛みます。その事実と向き合い、哀切の情を持って読んでみてください。

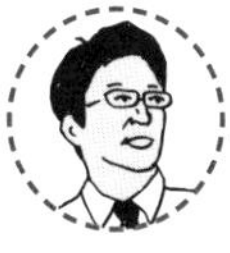

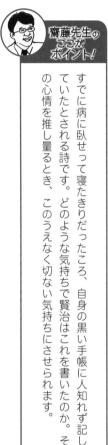

発表を前提にして書かれたものではなく、あくまで自身の祈りの言葉であったこと。そこに深く心を打たれます。

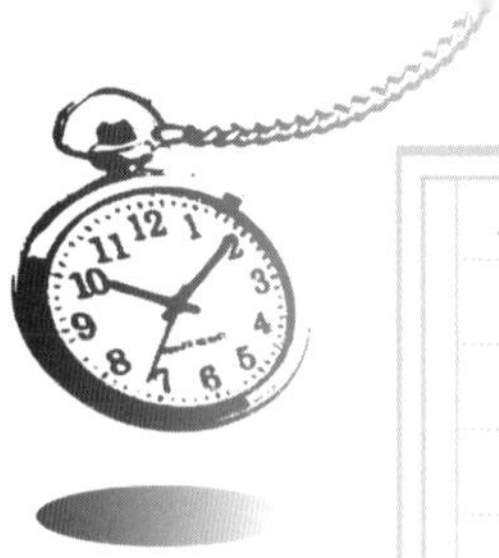

雨《あめ》ニモマケズ（続）

宮沢賢治《みやざわけんじ》

小《ちい》サナ萱《かや》ブキノ小屋《こや》ニヰ《い》テ
東《ひがし》ニ病気《びょうき》ノコドモアレバ
行《い》ッテ看病《かんびょう》シテヤリ
西《にし》ニツカレタ母《はは》アレバ
行《い》ッテソノ稲《いね》ノ束《たば》ヲ負《お》ヒ《い》
南《みなみ》ニ死《し》ニサウ《そ》ナ人《ひと》アレバ
行《い》ッテコハ《わ》ガラナクテモイヽ《い》トイヒ《い》

語彙

萱《かや》

茅とも書く。屋根をふく材料となる草。イネ科のススキやチガヤ、カヤツリグサ科のスゲなどの総称。

北《きた》ニケンクヮヤソショウガアレバ
ツマラナイカラヤメロトイヒ《い》
ヒデリノトキハナミダヲナガシ
サムサノナツハオロオロアルキ
ミンナニデクノボートヨバレ
ホメラレモセズ
クニモサレズ
サ《そ》ウイフ《う》モノニ
ワタシハナリタイ

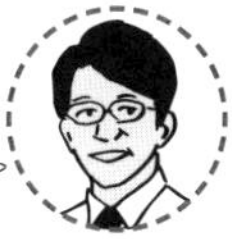

この詩に謳われている価値観を持ってさえいれば、きっとどんな時代も正しく生きていけるに違いありません。

Column

文豪たちの交流記❹

谷崎潤一郎と佐藤春夫

谷崎潤一郎と佐藤春夫は、芥川龍之介の短編集『羅生門』が刊行された大正6年、出版を記念した会合の準備のために、佐藤が谷崎宅を訪ねたことから、交際がはじまった。6歳年長の谷崎だったが、年齢差も気にせず、忌憚《きたん》のない意見を述べる佐藤をおもしろがり、佐藤も遠慮することはなかった。

谷崎は元芸者の石川千代と結婚していた。本当のところ、谷崎は千代の姉に求婚していたのだ。しかし、この求婚は断られたため、代わりにその妹を妻にした。ところが、千代は自分の思い人だった姉とは全く似ても似つかない。そのため、佐藤と友情を深めたころ、谷崎の夫婦関係はほとんど破綻していた。

谷崎は、千代の妹のせい子を密かに愛人にしたほどだった。ちなみにこのせい子が『痴人の愛』のナオミのモデルとなる女性である。

また佐藤は佐藤で、同棲していた米谷香代子の浮気に悩んでいた。その相手というのが、佐藤の弟だというからたまらない。

映画製作に熱中した谷崎は、せい子を女優デビューさせ、横浜の撮影所に入り浸り、千代をますます疎んじた。千代の境遇を見かねた佐藤は、相談を受けるうちに、いつしか彼女を愛するようになったのである。

不義理な同棲相手と別れ、谷崎にも許しを得た。佐藤と千代は一緒になることを決めた。ところが、である。谷崎はぞっこんだったせい子に結局ふられてしまい、千代との離婚話をなかったことにしてしまったのだ。

なんとか手紙を交わしながら、佐藤と谷崎は関係の修復をはかったが、結局、大正10年半ばに、絶交した。佐藤はその後、千代への思いや失った悲しみを、自身の詩集『殉情詩集』や『我が一九二二年』所収の詩作品に託した。本書に掲載した「秋刀魚の歌」も千代の娘の鮎子と、千代、佐藤の3人で食卓を囲んだ日の思い出が詠まれている。

第5章
日本の児童文学

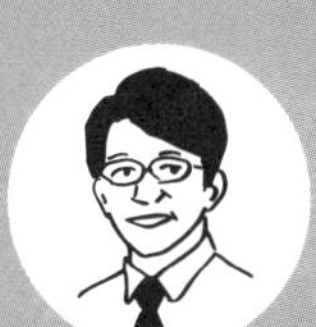

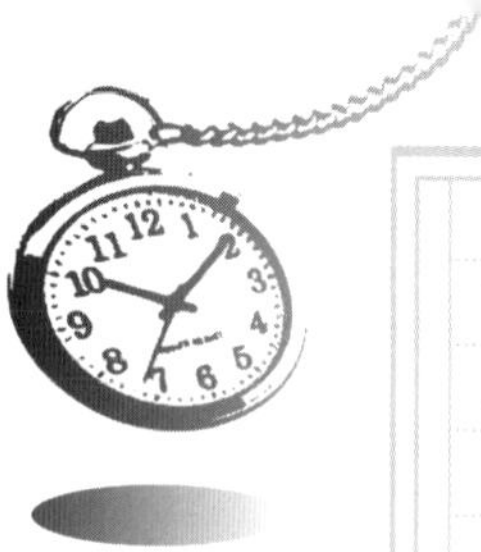

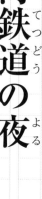

銀河鉄道《ぎんがてつどう》の夜《よる》

宮沢賢治《みやざわけんじ》

「お父《とう》さん斯《こ》う云《い》ったのよ。むかしのバルドラの野原《のはら》に一《いっ》ぴきの蝎《さそり》がいて小《ちい》さな虫《むし》やなんか殺《ころ》してたべて生《い》きていたんですって。するとある日《ひ》いたちに見附《みつ》かって食《た》べられそうになったんですって。さそりは一生《いっしょう》けん命《めい》遁《に》げて遁《に》げたけどとうとういたちに押《おさ》えられそうになったわ、そのときいきなり前《まえ》に井戸《いど》があってその中《なか》に落《お》ちてしまったわ、もうどうしてもあがられないでさそりは溺《おぼ》れはじめたのよ。そのときさそりは斯《こ》う云《い》ってお祈《いの》りしたというの、

　ああ、わたしはいままでいくつのものの命《いのち》をとったかわからない、そしてその私《わたし》がこんどいたちにとられ

著者プロフィール

現在の岩手県花巻市出身。中学3年生のころから石川啄木の影響を受けて、短歌を作りはじめる。童話作家として『銀河鉄道の夜』『風の又三郎』など多くの作品を残したが、生前はほぼ無名に近く、没後に有志の努力で広く世に知られ、国民的な作家となった。

あらすじ

貧しい学生のジョバンニは、活版印刷所でアルバイトをして、病気の母を看病していた。孤独な彼は、同級生からよくからかわれていたが、親友のカムパネルラだけは違った。「星祭」の夜、ジョバンニが丘の上で夜空を見上げていると、突如、銀河鉄道に乗車してしまう。そこにはカムパネルラもいる。2人は銀河鉄道に乗って、銀河を旅することとなる。

ようとしたときはあんなに一生《いっしょう》けん命《めい》にげた。それでもとうとうこんなになってしまった。ああなんにもあてにならない。どうしてわたしはわたしのからだをだまっていたちに呉《く》れてやらなかったろう。そしたらいたちも一《いち》日《にち》生《い》きのびたろうに。どうか神《かみ》さま。私《わたし》の心《こころ》をごらん下《くだ》さい。こんなにむなしく命《いのち》をすてずどうかこの次《つぎ》にはまことのみんなの幸《さいわい》のために私《わたし》のからだをおつかい下《くだ》さい。って云《い》ったというの。そしたらいつか蝎《さそり》はじぶんのからだがまっ赤《か》なうつくしい火《ひ》になって燃《も》えてよるのやみを照《て》らしているのを見《み》たって。いまでも燃《も》えてるってお父《とう》さん仰《おっしゃ》ったわ。ほんとうにあの火《ひ》それだわ。」

語彙

蝎《さそり》
クモガタ綱サソリ目の節足動物の総称。大きなはさみと尾端の毒針が特徴。夜行性で、昆虫などを捕食する。主に熱帯や亜熱帯に広く分布する。

齋藤先生のここがポイント!

銀河鉄道は死者が乗る列車です。どの世代が読んでも心に響く名作です。「バルドラの野原」や引用以外の箇所で出てくる「天気輪の柱」「プリオシン海岸」などの造語がこの作品の幻想性を高めています。

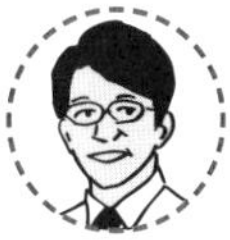

本当の幸せとは何なのか。作品を貫くシンプルでもっとも難しいこのテーマを、音読しながら探ってみましょう。

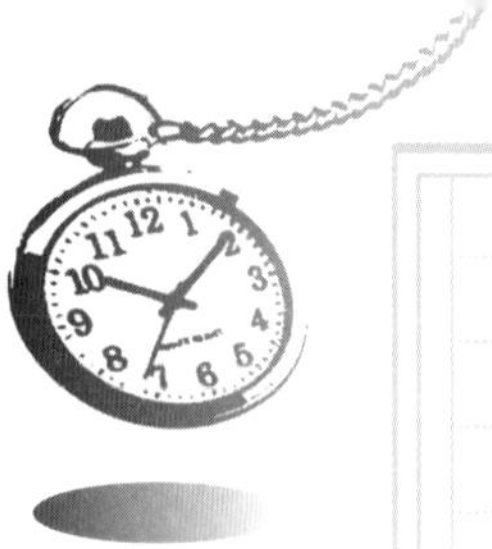

セロ弾《ひ》きのゴーシュ

宮沢賢治《みやざわけんじ》

あらすじ

町の楽団でセロを担当しているゴーシュは、音楽会で発表する曲を練習しているが、下手なままで団長からきつく叱られる。家に帰って練習していると、猫やかっこう、狸の子、のねずみの親子が、毎晩かわりばんこにやってきた。動物たちと共に練習する日々を重ねて、ゴーシュは見事に音楽会を成功させる。

ゴーシュは弓《ゆみ》をかまえました。かっこうは「くっ」とひとつ息《いき》をして

「ではなるべく永《なが》くおねがいいたします。」といってまた一《ひと》つおじぎをしました。

「いやになっちまうなあ。」ゴーシュはにが笑《わら》いしながら弾《ひ》きはじめました。するとかっこうはまたまるで本《ほん》気《き》になって「かっこうかっこうかっこう」とからだをまげてじつに一生《いっしょう》けん命叫《めいさけ》びました。ゴーシュははじめはむしゃくしゃしていましたがいつまでもつづけて弾《ひ》いているうちにふっと何《なん》だかこれは鳥《とり》の方《ほう》がほん

著者プロフィール

現在の岩手県花巻市出身。中学3年生のころから石川啄木の影響を受けて、短歌を作りはじめる。童話作家として『銀河鉄道の夜』『風の又三郎』など多くの作品を残したが、生前はほぼ無名に近く、没後に有志の努力で広く世に知られ、国民的な作家となった。

とうのドレミファにはまっているかなという気《き》がしてきました。どうも弾《ひ》けば弾《ひ》くほどかっこうの方《ほう》がいいような気がするのでした。

「えいこんなばかなことしていたらおれは鳥《とり》になってしまうんじゃないか。」とゴーシュはいきなりぴたりとセロをやめました。

するとかっこうはどしんと頭《あたま》を叩《たた》かれたようにふらふらっとしてそれからまたさっきのように

「かっこうかっこうかっこうかっかっかっかっかっ」と云《い》ってやめました。

語彙

セロ

楽器のチェロのこと。擦弦楽器のひとつで、全長120センチメートルほどの大型・低音楽器。ビオラよりも1オクターブ低く調弦されている。

齋藤先生のここがポイント！

人の意見をきかず、チェロ（セロ）の演奏が苦手なゴーシュと、優しく寛容でチェロも上達したゴーシュ、いわば「2人のゴーシュ」が前半と後半で対比される形になっています。その構成を読み取りましょう。

いろんな動物が登場し、オノマトペも躍動したりと、子どもが楽しめる要素がぎっしり詰まっています。音読はもちろん読書感想文にも最適な素材です。

よだかの星《ほし》

宮沢賢治《みやざわけんじ》

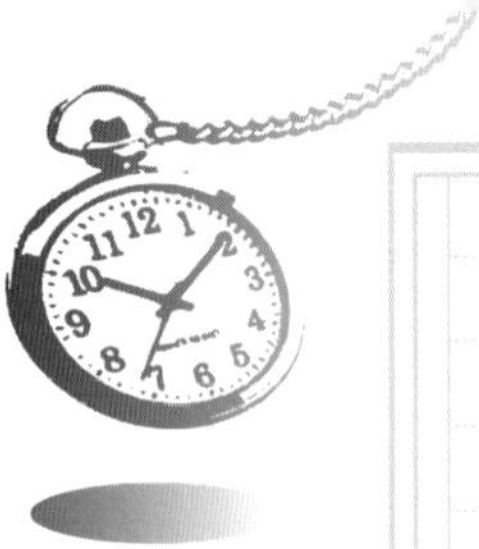

　夜《よ》だかは、どこまでも、どこまでも、まっすぐに空《そら》へのぼって行《い》きました。もう山焼《やまや》けの火《ひ》はたばこの吸殻《すいがら》のくらいにしか見《み》えません。よだかはのぼってのぼって行《い》きました。

　寒《さむ》さにいきはむねに白《しろ》く凍《こお》りました。空気《くうき》がうすくなった為《ため》に、はねをそれはそれはせわしくうごかさなければなりませんでした。

　それだのに、ほしの大《おお》きさは、さっきと少《すこ》しも変《かわ》りません。つくいきはふいごのようです。寒《さむ》さや霜《しも》がまるで剣《つるぎ》のようによだかを刺《さ》しました。よだかははねがすっかりしびれてしまいました。そしてなみだぐんだ目《め》をあげてもう一《いっ》ぺんそらを見《み》ました。そうです。これがよだかの最後《さいご》でした。もうよだかは落《お》ちているのか、のぼっているのか、さかさになっているのか、

あらすじ

よだかは容姿の醜さから、ほかの鳥から嫌われ、いじめられていた。ある夕方、鷹からは「市蔵」に改名しろ、さもなければ殺すと脅される。そして、自分が生きるために虫を殺めることに罪悪感を抱き、とうとう、よだかは死んでしまおうと、夜の空へと飛び立った。

著者プロフィール

現在の岩手県花巻市出身。中学3年生のころから石川啄木の影響を受けて、短歌を作りはじめる。童話作家として『銀河鉄道の夜』『風の又三郎』など多くの作品を残したが、生前はほぼ無名に近く、没後に有志の努力で広く世に知られ、国民的な作家となった。

語彙

カシオピア座《ざ》

カシオペア座のこと。北天の星座で、2月上旬午後8時ごろ、南中する。5つの星がW形に並んでおり、北極星を挟んで、北斗七星と対している。名称は、ギリシア神話の、エチオピア王ケフェウスの妃で、アンドロメダの母であるカシオペイアに由来する。

上《うえ》を向《む》いているのかも、わかりませんでした。ただこころもちはやすらかに、その血《ち》のついた大《おお》きなくちばしは、横《よこ》にまがっては居《い》ましたが、たしかに少《すこ》しわらって居《お》りました。

それからしばらくたってよだかははっきりまなこをひらきました。そして自分《じぶん》のからだがいま燐《りん》の火《ひ》のような青《あお》い美《うつく》しい光《ひかり》になって、しずかに燃《も》えているのを見《み》ました。

すぐとなりは、カシオピア座《ざ》でした。天《あま》の川《がわ》の青《あお》じろいひかりが、すぐうしろになっていました。

そしてよだかの星《ほし》は燃《も》えつづけました。いつまでもいつまでも燃《も》えつづけました。

今《いま》でもまだ燃《も》えています。

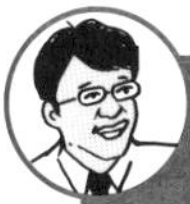

齋藤先生のここがポイント!

よだかが最後に星になって死んでいく切ないラストシーンです。「落ちているのか、のぼっているのか」のくだりは言葉がはげしく躍動しています。「虫を食べない」との決意は、食物連鎖に対する賢治の死生観が表れています。

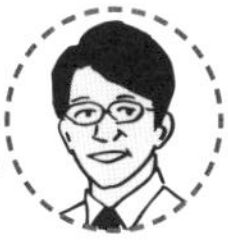

「曲がったくちばしが笑っていた」との描写には涙が出ますが、泣くという行為は心を浄化します。マイナスに捉えず心を洗うような気持ちで読みましょう。

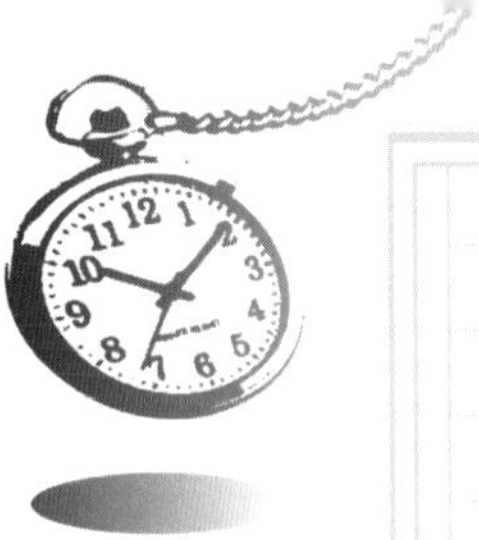

なめとこ山《やま》の熊《くま》

宮沢賢治《みやざわけんじ》

あらすじ

なめとこ山の小十郎は、家族を養うのに熊を撃つしかない。だが、本当は熊にはすまなく思っていた。なめとこ山の熊もまた、そんな小十郎に親近感を抱いていた。ある日、小十郎と対峙した熊が2年間だけ自分を殺すことを待ってほしいと懇願する。小十郎は熊を見逃してやった。2年後、約束っどおり、熊は小十郎の家にやってきて息絶えるのだった。


小十郎《こじゅうろう》は油断《ゆだん》なく銃《じゅう》を構《かま》えて打《う》つばかりにして近寄《ちかよ》って行《い》ったら熊《くま》は両手《りょうて》をあげて叫《さけ》んだ。

「おまえは何《なに》がほしくておれを殺《ころ》すんだ。」

「ああ、おれはお前《まえ》の毛皮《けがわ》と、胆《きも》のほかにはなんにもいらない。それも町《まち》へ持《も》って行《い》ってひどく高《たか》く売《う》れると云《い》うのではないしほんとうに気《き》の毒《どく》だけれどもやっぱり仕方《しかた》ない。けれどもお前《まえ》に今《いま》ごろそんなことを云《い》われるともうおれなどは何《なに》か栗《くり》かしだのみでも食《く》っていてそれで死《し》ぬなら

著者プロフィール
現在の岩手県花巻市出身。中学3年生のころから石川啄木の影響を受けて、短歌を作りはじめる。童話作家として『銀河鉄道の夜』『風の又三郎』など多くの作品を残したが、生前はほぼ無名に近く、没後に有志の努力で広く世に知られ、国民的な作家となった。

おれも死《し》んでもいいような気《き》がするよ。」
「もう二年《にねん》ばかり待《ま》って呉《く》れ、おれも死《し》ぬのはもうかまわないようなもんだけれども少《すこ》し残《のこ》した仕事《しごと》もあるしただ二年《にねん》だけ待《ま》ってくれ。二年目《にねんめ》にはおれもおまえの家《いえ》の前《まえ》でちゃんと死《し》んでいてやるから。毛皮《けがわ》も胃袋《いぶくろ》もやってしまうから。」
小十郎《こじゅうろう》は変《へん》な気《き》がしてじっと考《かん》えて立《た》ってしまいました。熊《くま》はそのひまに足《あし》うらを全体《ぜんたい》地面《じめん》につけてごくゆっくりと歩《ある》き出《だ》した。

語彙

胆《きも》
主に肝臓を指す。ここでは熊の胆のうのことか。熊の胆のうは乾燥させて、「熊の胆（くまのい）」、あるいは「熊胆（ゆうたん）」と呼ばれ、漢方薬の原料とされ、商売で取引された。

齋藤先生のここがポイント！

小十郎が熊撃ちを職としながら熊に申し訳ない気持ちでいたとの設定には、『よだかの星』と同様に、賢治の生命観、死生観が如実に表れています。ずるい商人の存在は、資本主義社会へのアンチテーゼでしょうか。

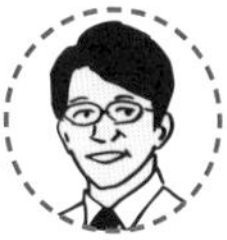

「猟師を辞めて木の実だけ食べて死んでいきたい」と切々と語る小十郎の心情はいかばかりでしょうか。

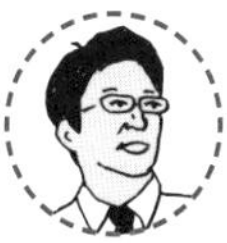

一方で「おまえの家の前で死んでいてあげるよ」と小十郎に伝えた熊の心情も想像してみてください。

注文《ちゅうもん》の多《おお》い料理店《りょうりてん》

宮沢賢治《みやざわけんじ》

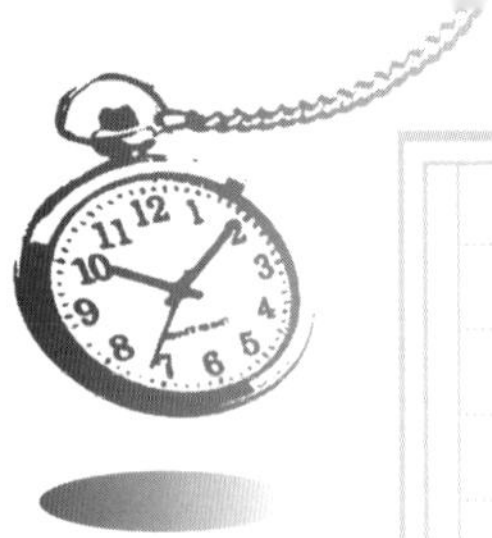

二人《ふたり》は扉《と》をあけて中《なか》にはいりました。

扉《とびら》の裏側《うらがわ》には、大《おお》きな字《じ》で斯《こ》う書《か》いてありました。

「いろいろ注文《ちゅうもん》が多《おお》くてうるさかったでしょう。お気《き》の毒《どく》でした。

もうこれだけです。どうかからだ中《じゅう》に、壺《つぼ》の中《なか》の塩《しお》をたくさんよくもみ込《こ》んでください。」

なるほど立派《りっぱ》な青《あお》い瀬戸《せと》の塩壺《しおつぼ》は置《お》いてありましたが、こんどというこんどは二人《ふたり》ともぎょっとしてお互《たがい》にクリームをたくさん塗《ぬ》った顔《かお》を見合《みあわ》せました。

「どうもおかしいぜ。」

「ぼくもおかしいとおもう。」

著者プロフィール

現在の岩手県花巻市出身。中学3年生のころから石川啄木の影響を受けて、短歌を作りはじめる。童話作家として『銀河鉄道の夜』『風の又三郎』など多くの作品を残したが、生前はほぼ無名に近く、没後に有志の努力で広く世に知られ、国民的な作家となった。

あらすじ

2人の東京の紳士が猟をしながら山奥を歩いていたが、道に迷い、「西洋料理 店 山猫軒」という料理店にたどりつく。「注文の多い料理店ですから」と断り書きのある店だったが、2人は空腹から屋内に入り、様々な「注文」を受けながら、どんどん奥へ進んでいく。次第に、この料理店の本当の意味に、2人は気づき、震えあがる。

「沢山《たくさん》の注文《ちゅうもん》というのは、向《む》うがこっちへ注文《ちゅうもん》してるんだよ。」
「だからさ、西洋料理店《せいようりょうりてん》というのは、ぼくの考《かんが》えるところでは、西洋料理《せいようりょうり》を、来《き》た人《ひと》にたべさせるのではなくて、来《き》た人《ひと》を西洋料理《せいようりょうり》にして、食《た》べてやる家《うち》とこういうことなんだ。これは、その、つ、つ、つ、つまり、ぼ、ぼ、ぼくらが……。」がたがたがたがた、ふるえだしてもうものが言《い》えませんでした。
「その、ぼ、ぼくらが、……うわあ。」がたがたがたがたふるえだして、もうものが言《い》えませんでした。

語彙

西洋料理《せいようりょうり》
西洋風の料理。明治時代以降、フランス料理を中心に舶来の料理が導入され、日本ならではのアレンジが加わり、独自の「洋食文化」を形成した。

齋藤先生のここがポイント!

猟をする紳士2人の視点で話が進行し、読者もその視点で読むため、2人が疑問を持つプロセスをともに味わえます。読む側が紳士に同化して同じ心の動きを体験するように構成されていることを読みとってください。

「どうもおかしい」と訝るところ、がたがたと震える場面では、なりきって台詞まわしを工夫してみてください。

食物連鎖や資本主義に対する賢治の哲学がこの作品の中からも垣間見えます。

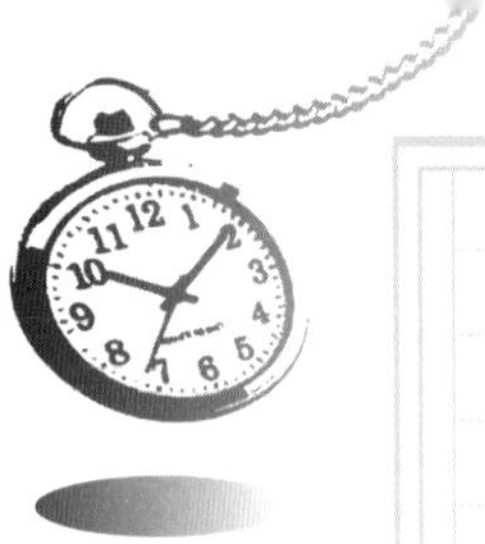

桃太郎《ももたろう》

楠山正雄《くすやままさお》

あらすじ

川に流れていた大きな桃の中から生まれた桃太郎は、おばあさんが作ってくれたきびだんごを携え、鬼退治の旅に出る。道中、犬、猿、雉を家来に従えて、いよいよ鬼たちが棲む鬼ヶ島にやってくる。引用は、大正時代に児童雑誌「赤い鳥」に参加した作家・楠山正雄が再話したもの。

むかし、むかし、あるところに、おじいさんとおばあさんがありました。まいにち、おじいさんは山《やま》へしば刈《か》りに、おばあさんは川《かわ》へ洗濯《せんたく》に行《い》きました。

ある日《ひ》、おばあさんが、川《かわ》のそばで、せっせと洗濯《せんたく》をしていますと、川上《かわかみ》から、大《おお》きな桃《もも》が一《ひと》つ、

「ドンブラコッコ、スッコッコ。
ドンブラコッコ、スッコッコ。」

と流《なが》れて来《き》ました。

「おやおや、これはみごとな桃《もも》だこと。おじいさんへのおみやげに、どれどれ、うちへ持《も》って帰《かえ》りましょう。」

おばあさんは、そう言《い》いながら、腰《こし》をかがめて桃《もも》を取《と》ろうとしましたが、遠《とお》くって手《て》がとどきません。おばあさんはそこで、

著者プロフィール
明治39年、早稲田大学英文科卒業後、早稲田文学社に入社。島村抱月のもとで『文芸百科全書』の編集にあたる。その後、『イソップ物語』や『日本童話宝玉集』などを発表し、童話作品を多く手がける。鈴木三重吉の「赤い鳥」に参加するとともに、童話作家協会の創立にも尽力する。

「あっちの水《みず》は、かあらいぞ。

こっちの水《みず》は、ああまいぞ。

かあらい水《みず》は、よけて来《こ》い。

ああまい水《みず》に、よって来《こ》い。」

と歌《うた》いながら、手《て》をたたきました。すると桃《もも》はまた、

「ドンブラコッコ、スッコッコ。

ドンブラコッコ、スッコッコ。」

といいながら、おばあさんの前《まえ》へ流《なが》れて来《き》ました。おばあさんはにこにこしながら、

「早《はや》くおじいさんと二人《ふたり》で分《わ》けて食《た》べましょう。」

と言《い》って、桃《もも》をひろい上《あ》げて、洗濯物《せんたくもの》といっしょにたらいの中《なか》に入《い》れて、えっちら、おっちら、かかえておうちへ帰《かえ》りました。

語彙

桃《もも》

バラ科の落葉小高木。夏に肉厚多汁の実がなる。日本では古くから果樹、または花木として栽培されている。『古事記』には、黄泉比良坂で、イザナギが追手の黄泉醜女を追い払うために桃を投げつけた、とある。

齋藤先生のここがポイント!

日本人なら誰もが暗記している有名な冒頭の部分。江戸期に広く普及した物語が時代ごとにアレンジされ、語り継がれてきました。様々な解釈がありますが、ここは素直に王道に沿って楽しんでみてください。

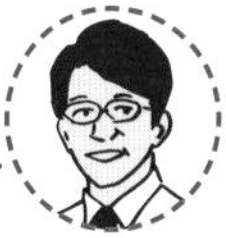

「ドンブラコッコ」は日本一有名なオノマトペ。弾むように元気よく読んでみましょう。

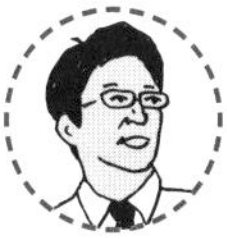

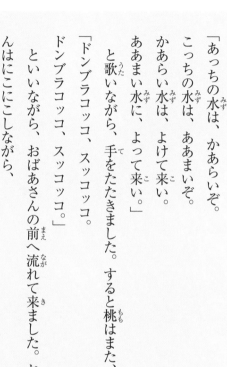

おばあさんが歌うところも音読していて楽しい場面です。若い方もお年寄りになりきって読んでみてはいかがでしょう。

かちかち山《やま》

楠山正雄《くすやままさお》

しかたがないので、たぬきはまた先《さき》に立《た》って、こんどは何《なん》でも早《はや》く向《む》こうの山《やま》まで行《い》きつこうと思《おも》って、うしろもふり向《む》かずにせっせと歩《ある》いていきました。うさぎはそのひまに、ふところから火打《ひう》ち石《いし》を出《だ》して、「かちかち。」と火《ひ》をきりました。たぬきはへんに思《おも》って、

「うさぎさん、うさぎさん、かちかちいうのは何《なん》だろう。」

「この山《やま》はかちかち山《やま》だからさ。」

「ああ、そうか。」

と言《い》って、たぬきはまた歩《ある》き出《だ》しました。そのうちにうさぎのつけた火《ひ》が、たぬきの背中《せなか》のしばにうつって、ぼうぼう燃《も》え出《だ》しました。たぬきはまたへんに思《おも》って、

「うさぎさん、うさぎさん、ぼうぼういうのは何《なん》だろう。」

あらすじ

いたずら好きのたぬきを捕まえたおじいさんは、おばあさんにたぬき汁にするように言いつける。おばあさんはたぬきの口車に乗せられて、つい縄をほどいてしまい、殺されてしまう。悲しむおじいさんをみかねた白うさぎが、おばあさんの敵討ちを引き受ける。引用は、大正時代に児童雑誌「赤い鳥」に参加した作家・楠山正雄が再話したもの。

著者プロフィール

明治39年、早稲田大学英文科卒業後、早稲田文学社に入社。島村抱月のもとで『文芸百科全書』の編集にあたる。その後、『イソップ物語』や『日本童話宝玉集』などを発表し、童話作品を多く手がける。鈴木三重吉の「赤い鳥」に参加するとともに、童話作家協会の創立にも尽力する。

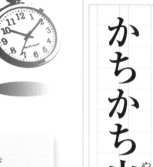

「向《む》こうの山《やま》はぼうぼう山《やま》だからさ。」

「ああ、そうか。」

とたぬきが言《い》ううちに、もう火《ひ》はずんずん背中《せなか》に燃《も》えひろがってしまいました。たぬきは、

「あつい、あつい、助《たす》けてくれ。」

とさけびながら、夢中《むちゅう》でかけ出《だ》しますと、山風《やまかぜ》がうしろからどっと吹《ふ》きつけて、よけい火《ひ》が大《おお》きくなりました。たぬきはひいひい泣《な》き声《ごえ》を上《あ》げて、苦《くる》しがって、ころげまわって、やっとのことで燃《も》えるしばをふり落《お》として、穴《あな》の中《なか》にかけ込《こ》みました。うさぎはわざと大《おお》きな声《こえ》で、

「やあ、たいへん。火事《かじ》だ。火事《かじ》だ。」

と言《い》いながら帰《かえ》っていきました。

語彙

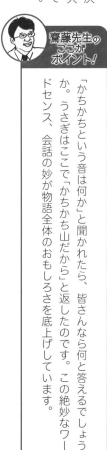

火打《ひう》ち石《いし》
石英の一種で、硬く灰色や黒色をした石。火打ち金と打ち合わせて発火させ、火をおこす。

齋藤先生のここがポイント!

「かちかちという音は何か」と聞かれたら、皆さんなら何と答えるでしょうか。うさぎはここで「かちかち山だから」と返したのです。この絶妙なワードセンス、会話の妙が物語全体のおもしろさを底上げしています。

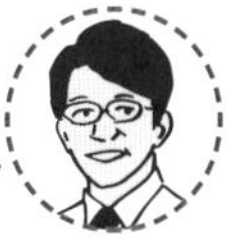

「ぼうぼう山だから」の答えに簡単に納得してしまうたぬき。漫才のかけ合いのようで吹き出してしまいそうになります。

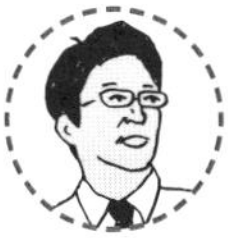

現代の価値観では理不尽とも思える場面も出てきますが、あくまで昔の童話の世界とわりきって読んでください。

花咲《はなさ》かじじい

楠山正雄《くすやままさお》

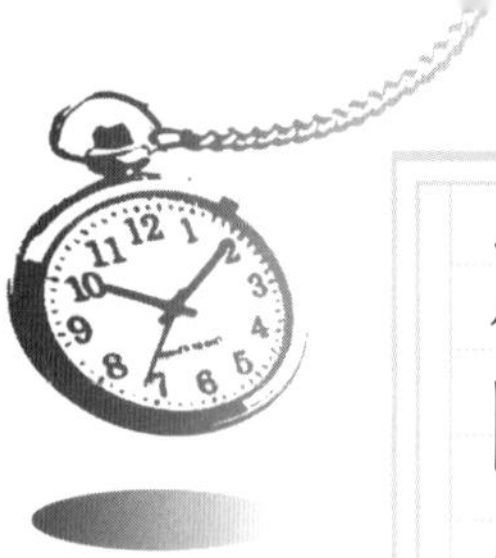

「おばあさん、白《しろ》のまつの木《き》が、灰《はい》になってしまったよ」

こういっておじいさんは、お庭《にわ》のすみの白《しろ》のお墓《はか》のところまで、灰《はい》をかかえて行《い》ってまきますと、どこからか、すうすうあたたかい風《かぜ》が吹《ふ》いてきて、ぱっと、灰《はい》をお庭《にわ》いっぱいに吹《ふ》きちらしました。

するとどうでしょう、そこらに枯《か》れ木《き》のまま立《た》っていたうめの木《き》や、さくらの木《き》が、灰《はい》をかぶると、みるみるそれが花《はな》になって、よそはまだ冬《ふゆ》のさなかなのに、おじいさんのお庭《にわ》ばかりは、すっかり

あらすじ

ある日、愛犬の白が畑で「ここ掘れワンワン」と鳴くので、おじいさんが掘ってみると、黄金が出てきた。隣人の欲張りな老夫婦は嫉妬して、犬を殺してしまう。犬の形見である臼もまた燃やされてしまったが、その灰は枯れ木に花を咲かせるのだった。引用は、大正時代に児童雑誌「赤い鳥」に参加した作家・楠山正雄が再話したもの。

著者プロフィール
明治39年、早稲田大学英文科卒業後、早稲田文学社に入社。島村抱月のもとで『文芸百科全書』の編集にあたる。その後、『イソップ物語』や『日本童話宝玉集』などを発表し、童話作品を多く手がける。鈴木三重吉の「赤い鳥」に参加するとともに、童話作家協会の創立にも尽力する。

春《はる》げしきになってしまいました。

おじいさんは、手《て》をたたいてよろこびました。

「これはおもしろい。ついでに、いっそ、ほうぼうの木《き》に花《はな》を咲《さ》かせてやりましょう」

そこで、おじいさんは、ざるにのこった灰《はい》をかかえて、

「花咲《はなさ》かじじい、花咲《はなさ》かじじい、日本一《にっぽんいち》の花咲《はなさ》かじじい、枯《か》れ木《き》に花《はな》を咲《さ》かせましょう」

と、往来《おうらい》をよんであるきました。

語彙

往来《おうらい》
行ったり来たりすること。互いに行ったり来たりすること。気持ちや思考が、心の中に現れたり消えたりすること。人や乗り物が行き来する場所。

齋藤先生のここがポイント!

枯れ木に花を咲かせるという設定が、心の豊かさや夢の大切さを感じさせます。お金をかけなくても幸せになる方法はあります。ここでの「灰」は工夫の象徴と見ていいでしょう。典型的な勧善懲悪の物語でもあります。

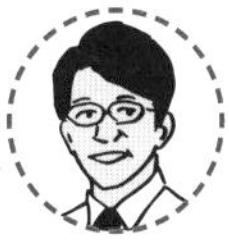

おじいさんが自分のことを「花を咲かせるじじい」、しかも「日本一の」と自称してしまうセンスがとても愉快です。

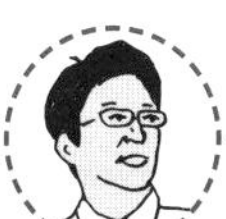

本作は全体を通して、黄金、臼、満開の花、大名のご褒美と、アイテムがどんどん変化していくというおもしろい構成です。

湖水《こすい》の女《おんな》

鈴木三重吉《すずきみえきち》

「私《わたし》は、娘《むすめ》が一《ひ》と息《いき》で数《かぞ》えるだけの、羊《ひつじ》と牛《うし》と山羊《やぎ》と馬《うま》と豚《ぶた》を、お祝《いわ》いにやりましょう。しかしお前《まえ》さんが、これからさきこの娘《むすめ》を、何《なん》のつみもないのに、三《さん》べんおぶちだと、すぐにこちらへとりもどしてしまいますよ。」と言《い》いました。

ギンはおおよろこびで、

「いえいえけっしてそんなことはいたしません。この人《ひと》をぶつくらいなら、私《わたし》の手《て》の方《ほう》を先《さき》に切《き》ってしまいます。」と、あらためておじいさんにもちかいました。おじいさんはそれを聞《き》くと安心《あんしん》して娘《むすめ》に向《む》かって、おまえのほしいと思《おも》う羊《ひつじ》の数《かず》を、一《ひ》と息《いき》で言《い》ってごらんと言《い》いました。娘《むすめ》はすぐに、

著者プロフィール

現在の広島市中区紙屋町に生まれる。明治37年、東京帝国大学英文科に入学。夏目漱石の講義を受ける。大学在学中に執筆した「千鳥」が漱石に激賞され、俳句誌「ホトトギス」に掲載される。大正5年、童話集『湖水の女』を刊行。その2年後、児童文芸誌「赤い鳥」を創刊する。

あらすじ

山の上の湖近くの村に、母親と一緒に暮らすギンは、ある日、湖水の下から出てきた美しい女に恋をしてしまう。ギンは求婚するが、おじいさんは「何も悪いこともしないのにむやみにぶつと、3度目には湖水に帰る」という条件をつけて、娘がギンの嫁になることを認める。こうして夫婦となったギンと湖水の女だったが、彼女は少し触れるだけで、「ぶった」と言うのだった。

「一《ひい》、二《ふう》、三《みい》、四《よう》、五《いつ》。一《ひい》、二《ふう》、三《みい》、四《よう》、五《いつ》。一《ひい》、二《ふう》、三《みい》、四《よう》、五《いつ》。」と、一度《いちど》の息《いき》がつづくかぎり五《いつ》つずつ数《かず》をよみました。すると、それだけの羊《ひつじ》が、すぐに水《みず》の下《した》から出《で》て来《き》ました。

おじいさんは、今度《こんど》は牛《うし》の数《かず》を一《ひ》と息《いき》でお言《い》いなさいと言《い》いました。娘《むすめ》がまた同《おな》じように、

「一《ひい》、二《ふう》、三《みい》、四《よう》、五《いつ》。一《ひい》、二《ふう》、三《みい》、四《よう》、五《いつ》。」と息《いき》がつづくまで数《かぞ》えますと、その数《かず》だけの牛《うし》が、また一《いち》どに湖水《こすい》の中《なか》から出《で》て来《き》ました。同《おな》じようにして、そのつぎには山羊《やぎ》、山羊《やぎ》のつぎには馬《うま》、それから豚《ぶた》というふうに、すっかりそろいました。

語彙

ぶつ

「打つ」「撃つ」「撲つ」とも書く。たたいたり、なぐったりすること。賭け事をすること。

齋藤先生のここがポイント!

児童文学の先駆者だった鈴木はこの作品を書くにあたり、できるだけ平易な口語体で単純に書くよう努めたと記しています。子どもでも容易に読める構成であると同時に、すこぶる上品な世界観を醸し出しています。

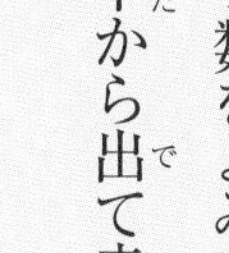

「一(ひい)、二(ふう)、三(みい)……」と娘が羊を数える場面では、実際に息が続かなくなるまで繰り返して音読してみてもおもしろいと思います。

古事記物語《こじきものがたり》

鈴木三重吉《すずきみえきち》

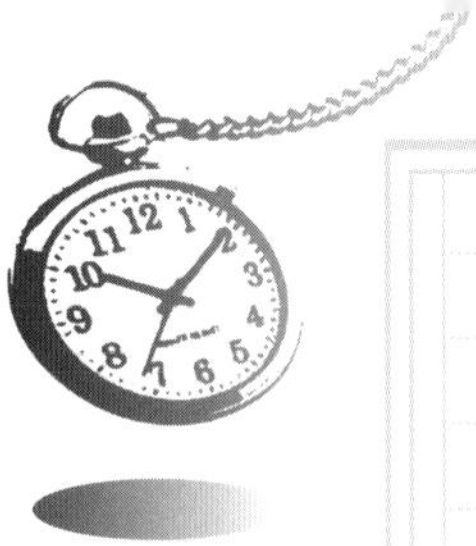

世界《せかい》ができたそもそものはじめ。まず天《てん》と地《ち》とができあがりますと、それといっしょにわれわれ日本人《にほんじん》のいちばんご先祖《せんぞ》の、天御中主神《あめのみなかぬしのかみ》とおっしゃる神《かみ》さまが、天《てん》の上《うえ》の高天原《たかまのはら》というところへお生《う》まれになりました。そのつぎには高皇産霊神《たかみむすびのかみ》、神産霊神《かみむすびのかみ》のお二方《ふたかた》がお生《う》まれになりました。

そのときには、天《てん》も地《ち》もまだしっかり固《かた》まりきらないで、両方《りょうほう》とも、ただ油《あぶら》を浮《う》かしたように、とろとろになって、くらげのように、ふわりふわりと浮《う》かんでおりました。その中《なか》へ、ちょうどあしの芽《め》がはえ出《で》るように、二人《ふたり》の神《かみ》さまがお生《う》まれになりました。

それからまたお二人《ふたり》、そのつぎには男神女神《おがみめがみ》とお二人《ふたり》ずつ、八人《はちにん》の神《かみ》さまが、つぎつぎにお生《う》まれになった後《あと》に、

あらすじ

児童文学者・鈴木三重吉が、「古事記」で語られる日本の神話を、児童向けに平易に翻案した作品。大正8年から大正9年にかけて、自らが主催する児童雑誌「赤い鳥」に掲載。引用は、イザナギとイザナミによる「国生み」神話の場面より掲載。

著者プロフィール

現在の広島市中区紙屋町に生まれる。明治37年、東京帝国大学英文科に入学。夏目漱石の講義を受ける。大学在学中に執筆した「千鳥」が漱石に激賞され、俳句誌「ホトトギス」に掲載される。大正5年、童話集『湖水の女』を刊行。その2年後、児童文芸誌「赤い鳥」を創刊する。

伊弉諾神《いざなぎのかみ》と伊弉冉神《いざなみのかみ》とおっしゃる男神女神《おがみめがみ》がお生《う》まれになりました。

天御中主神《あめのみなかぬしのかみ》はこのお二方《ふたかた》の神《かみ》さまをお召《め》しになって、

「あの、ふわふわしている地《ち》を固《かた》めて、日本《にほん》の国《くに》を作《つく》りあげよ」

とおっしゃって、りっぱな矛《ほこ》を一《ひと》ふりお授《さず》けになりました。

それでお二人《ふたり》は、さっそく、天《あま》の浮橋《うきはし》という、雲《くも》の中《なか》に浮《う》かんでいる橋《はし》の上《うえ》へお出《で》ましになって、いただいた矛《ほこ》でもって、下《した》のとろとろしているところをかきまわして、さっとお引《ひ》きあげになりますと、その矛《ほこ》の刃先《はさき》についた潮水《しおみず》が、ぽたぽたと下《した》へおちて、それが固《かた》まって一《ひと》つの小《ちい》さな島《しま》になりました。

語彙

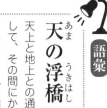

天《あま》の浮橋《うきはし》
天上と地上との通路として、その間にかかっているとされる橋。

齋藤先生のここがポイント!

神様がこの国をどう作ったかを記した「国生み」のお話。歴史童話として書かれた本作ですが、古事記入門編として大人が読んでも堪能できます。天と地の区別さえはっきりしていない崇高で幽美な世界が描かれています。

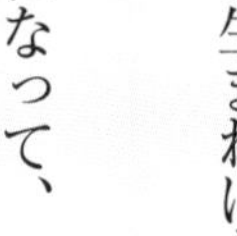

国ができる前の世界とはどんな不思議な空間だったのでしょうか。半睡状態のような気分で読んでみましょう。

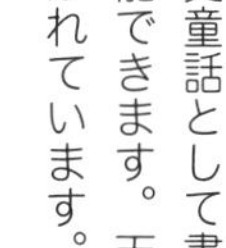

「とろとろ」「ふわりふわり」などのやんわりしたワードが読む側を夢心地にしてくれます。

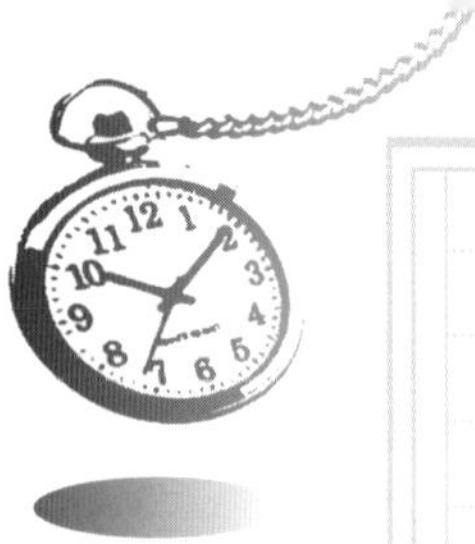

赤《あか》いろうそくと人魚《にんぎょ》

小川未明《おがわみめい》

娘《むすめ》は、赤《あか》い絵《え》の具《ぐ》で、白《しろ》いろうそくに、魚《さかな》や、貝《かい》や、また海草《かいそう》のようなものを産《う》まれつきだれにも習《なら》ったのでないが上手《じょうず》に描《えが》きました。おじいさんは、それを見《み》るとびっくりいたしました。だれでも、その絵《え》を見《み》ると、ろうそくがほしくなるように、その絵《え》には、不思議《ふしぎ》な力《ちから》と美《うつく》しさとがこもっていたのであります。

「うまいはずだ、人間《にんげん》ではない人魚《にんぎょ》が描《か》いたのだもの」と、おじいさんは感嘆《かんたん》して、おばあさんと話《はな》し合《あ》いました。

あらすじ

海辺の街の神社に産み落とされた人魚の娘は、ろうそく屋の老夫婦に拾われ、大切に育てられた。美しく育った娘が、白いろうそくに赤い絵を描くと、たちまち評判となる。それを聞きつけた香具師に騙され、老夫婦は娘を売ってしまう。ある晩、老夫婦のもとを訪れた女性に、娘が残したろうそくを売ると、海は荒れ、ほどなく海辺の街は滅んでしまった。

著者プロフィール

新潟県高田（現在の上越市）出身。本名、健作。早稲田大学英文科卒業。在学中に書いた小説『紅雲郷』が坪内逍遥に認められ、短編小説集を刊行。その後、社会主義運動に傾倒しつつ、『赤いろうそくと人魚』などの童話集を出版する。昭和28年、文化功労者として表彰を受ける。

「絵《え》を描《か》いたろうそくをおくれ」と、いって、朝《あさ》から、晩《ばん》まで、子供《こども》や、大人《おとな》がこの店頭《みせさき》へ買《か》いにきました。はたして、絵《え》を描《か》いたろうそくは、みんなに受《う》けたのであります。

するとここに不思議《ふしぎ》な話《はなし》がありました。この絵《え》を描《か》いたろうそくを山《やま》の上《うえ》のお宮《みや》にあげて、その燃《も》えさしを身《み》につけて、海《うみ》に出《で》ると、どんな大《おお》暴風雨《あらし》の日《ひ》でも決《けっ》して船《ふね》が転覆《てんぷく》したりおぼれて死《し》ぬような災難《さいなん》がないということが、いつからともなくみんなの口々《くちぐち》に、噂《うわさ》となって上《のぼ》りました。

語彙

ろうそく

蝋燭と書く。より糸や紙などをより合わせたものを芯にして、蝋やパラフィンを円柱の形にし、灯火として用いる道具。

齋藤先生のここがポイント!

人の優しさと冷酷さの両面が無情に描かれています。つい香具師の口車にのせられて人魚の娘を売ってしまう老夫婦、という設定にも現実社会の残酷さを感じさせます。

赤いろうそくはこの物語のもっとも重要なアイテムです。どんな色つやでどんな絵なのか、できるだけリアルに想像してみましょう。

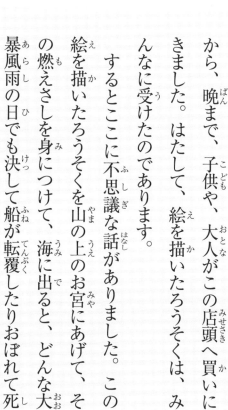

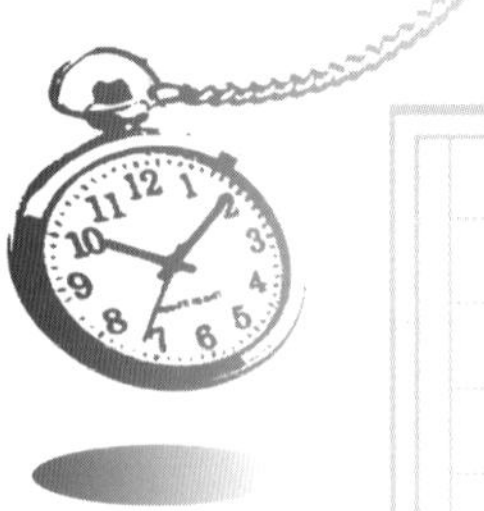

野《の》ばら

小川《おがわ》未明《みめい》

ある日《ひ》のこと、そこを旅人《たびびと》が通《とお》りました。老人《ろうじん》は戦争《せんそう》について、どうなったかとたずねました。すると、旅人《たびびと》は、小《ちい》さな国《くに》が負《ま》けて、その国《くに》の兵《へい》士《し》はみなごろしになって、戦争《せんそう》は終《お》わったということを告《つ》げました。

老人《ろうじん》は、そんなら青年《せいねん》も死《し》んだのではないかと思《おも》いました。そんなことを気《き》にかけながら石碑《せきひ》の礎《いしずえ》に腰《こし》をかけて、うつむいていますと、いつか知《し》らず、うとうとと居眠《いねむ》りをしました。かなたから、おおぜいの人《ひと》のくるけはいがしました。見《み》る

あらすじ

大きな国と小さな国が接する国境で、それぞれの国の兵士が暮らしていた。大きな国は老人の兵士、小さな国は青年の兵士で、2人は日がな一日、野ばらを眺めたり、将棋を指したりと、平和に過ごした。しかし、ある日お互いの国同士で戦争が勃発。老人は青年に自分の首を差し出し、自分の手柄にしろと勧める。

著者プロフィール

新潟県高田（現在の上越市）出身。本名、健作。早稲田大学英文科卒業。在学中に書いた小説『紅雲郷』が坪内逍遥に認められ、短編小説集を刊行。その後、社会主義運動に傾倒しつつ、『赤いろうそくと人魚』などの童話集を出版する。昭和28年、文化功労者として表彰を受ける。

と、一列《いちれつ》の軍隊《ぐんたい》でありました。そして馬《うま》に乗《の》ってそれを指揮《しき》するのは、かの青年《せいねん》でありました。その軍隊《ぐんたい》はきわめて静粛《せいしゅく》で声《こえ》ひとつたてません。やがて老人《ろうじん》の前《まえ》を通《とお》るときに、青年《せいねん》は黙礼《もくれい》をして、ばらの花《はな》をかいだのでありました。

老人《ろうじん》は、なにかものをいおうとすると目《め》がさめました。それはまったく夢《ゆめ》であったのです。それから一月《ひとつき》ばかりしますと、野《の》ばらが枯《か》れてしまいました。その年《とし》の秋《あき》、老人《ろうじん》は南《みなみ》の方《ほう》へ暇《ひま》をもらって帰《かえ》りました。

語彙

静粛《せいしゅく》
静かにして、慎んでいること。ひっそりと静まりかえっていること。

齋藤先生のここがポイント!

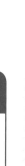

何度も戦争を体験した小川未明の戦争観が色濃く表れているヒューマニズム作品です。老人と青年は敵国同士なのに「敵」でなかった点が重要です。夢の中に現れた青年が静かに黙礼だけする場面が深く印象に残ります。

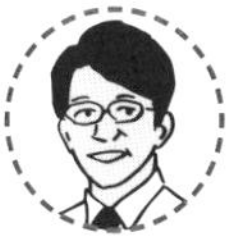

戦争のない時代が70年以上続く日本ですが、もしも大切な人が戦いで命を落としたらどんな気持ちになるでしょう。考えながら読んでみてください。

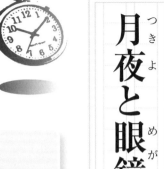

月夜《つきよ》と眼鏡《めがね》

小川未明《おがわみめい》

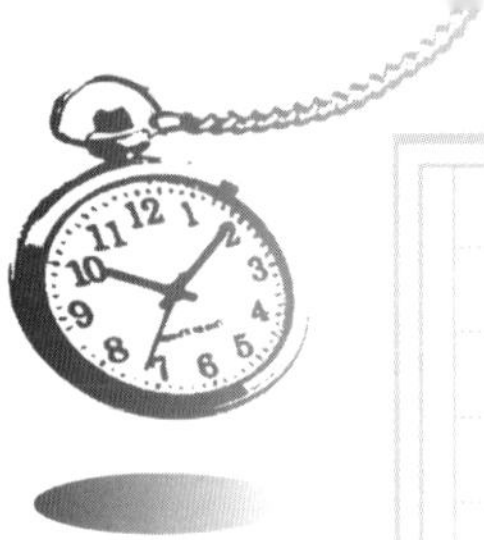

著者プロフィール
新潟県高田（現在の上越市）出身。本名、健作。早稲田大学英文科卒業。在学中に書いた小説『紅雲郷』が坪内逍遥に認められ、短編小説集を刊行。その後、社会主義運動に傾倒しつつ、『赤いろうそくと人魚』などの童話集を出版する。昭和28年、文化功労者として表彰を受ける。

おばあさんは、眼鏡《めがね》をかけて、この美《うつく》しい、たびたび自分《じぶん》の家《いえ》の前《まえ》を通《とお》ったという娘《むすめ》の顔《かお》を、よく見《み》ようとしました。すると、おばあさんはたまげてしまいました。それは、娘《むすめ》ではなく、きれいな一《ひと》つのこちょうでありました。おばあさんは、こんな穏《おだ》やかな月夜《つきよ》の晩《ばん》には、よくこちょうが人間《にんげん》に化《ば》けて、夜《よる》おそくまで起《お》きている家《いえ》を、たずねることがあるものだという話《はなし》を思《おも》い出《だ》しました。そのこちょうは足《あし》を傷《いた》めていたのです。
「いい子《こ》だから、こちらへおいで」と、おばあさ

あらすじ
月夜の晩に針仕事をしていたおばあさんは、来訪した眼鏡売りから、よく見える眼鏡を買う。針に糸を通すのも難儀していたおばあさんは大喜び。すると、戸口を叩く者があった。おばあさんが開けると、町の香水製造場で働いているという、髪の長い美しい少女がおり、指を怪我したのだと言う。

んはやさしくいいました。そして、おばあさんは先《さき》に立《た》って、戸口《とぐち》から出《で》て裏《うら》の花園《はなぞの》の方《ほう》へとまわりました。少女《しょうじょ》は黙《だま》って、おばあさんの後《あと》についてゆきました。花園《はなぞの》には、いろいろの花《はな》が、いまを盛《さか》りと咲《さ》いていました。ひるまは、そこに、ちょうや、みつばちが集《あつ》まっていて、にぎやかでありましたけれど、いまは、葉陰《はかげ》で楽《たの》しい夢《ゆめ》を見《み》ながら休《やす》んでいるとみえて、まったく静《しず》かでした。ただ水《みず》のように月《つき》の青白《あおじろ》い光《ひかり》が流《なが》れていました。

語彙

花園《はなぞの》
花が咲く草木をまとめて、多く植えてある園のこと。

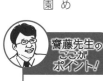

齋藤先生のここがポイント!

月の光と静寂に満たされた幻想的な世界が舞台になっています。人間の娘に小蝶が姿を変えているのです。前段としてそれを識別するための眼鏡を売る人物が登場します。その役割分担されている構成を読み取りましょう。

小川未明の作品にはよく月が登場して重要な役割をはたします。「月の青白い光」の流れを想像し、ファンタジーあふれる世界観を堪能してください。

おじいさんのランプ

新美南吉《にいみなんきち》

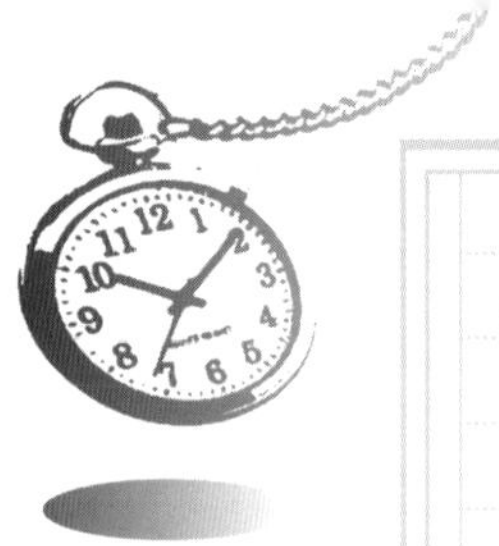

著者プロフィール
本名、正八。愛知県出身。幼少時に母が死去し、母方の実家の養子となる。母校の尋常小学校に代用教員として勤務するかたわら、敬愛する北原白秋が選者としてかかわる「赤い鳥」に童話『窓』を投稿し、掲載される。その後も『ごん狐』『牛をつないだ椿の木』などを執筆。結核のため、29歳で死去。

ランプ、ランプ、なつかしいランプ。ながの年月《ねんげつ》なじんで来《き》たランプ。

「わしの、しょうばいのやめ方《かた》はこれだ」

それから巳之助《みのすけ》は池《いけ》のこちら側《がわ》の往還《おうかん》に来《き》た。まだランプは、向《む》こう側《がわ》の岸《きし》の上《うえ》にみなともっていた。五十《ごじゅう》いくつがみなともっていた。そして水《みず》の上《うえ》にも五十《ごじゅう》いくつの、さかさまのランプがともっていた。立《た》ちどまって巳《み》之助《のすけ》は、そこでもながく見《み》つめていた。

ランプ、ランプ、なつかしいランプ。

やがて巳之助《みのすけ》はかがんで、足《あし》もとから石《いし》ころを一《ひと》つ拾《ひろ》った。そして、いちばん大《おお》きくともっているランプに

あらすじ
かくれんぼの最中に、倉の中から竹の筒が台になったランプを見つけた「東一君」。それを見た「おじいさん」にひどく怒られてしまう。しかし、その晩、「おじいさん」は懐かしそうにランプの思い出を、「東一君」に語り出す。それは、ちょうど日露戦争の時分、電気はおろかランプすら普及していない岩滑新田の村のことだった。

語彙

時世《じせい》

時間とともに移り変わる、世の中のこと。時代。

狙《ねら》いをさだめて、力《ちから》いっぱい投《な》げた。パリーンと音《おと》がして、大《おお》きい火《ひ》がひとつ消《き》えた。

「お前《まえ》たちの時世《じせい》はすぎた。世《よ》の中《なか》は進《すす》んだ」

と巳之助《みのすけ》はいった。そしてまた一《ひと》つ石《いし》ころを拾《ひろ》った。二《に》番目《ばんめ》に大《おお》きかったランプが、パリーンと鳴《な》って消《き》えた。

「世《よ》の中《なか》は進《すす》んだ。電気《でんき》の時世《じせい》になった」

三番目《さんばんめ》のランプを割《わ》ったとき、巳之助《みのすけ》はなぜか涙《なみだ》がうかんで来《き》て、もうランプに狙《ねら》いを定《さだ》めることができなかった。

こうして巳之助《みのすけ》は今《いま》までのしょうばいをやめた。それから町《まち》に出《で》て、新《あたら》しいしょうばいをはじめた。本屋《ほんや》になったのである。

齋藤先生のここがポイント!

ランプを自らの手で割ってしまうおじいさんですが、割る前に油を注いで火を灯したという点に注目しましょう。つまり一番美しい状態にしたうえで壊したということ。ランプへの愛情と感謝の気持ちが感じられます。

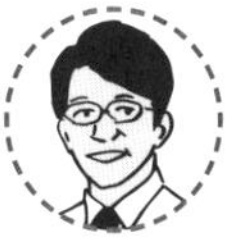

ランプと人生を歩もうと大志を抱いた若かりしころのおじいさん。泣きながらそのランプを割る今、きっと当時の自分の気持ちも思い起こしているはずです。

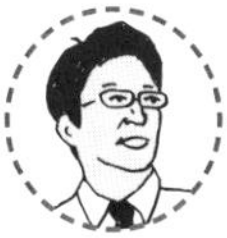

本屋を選んだのも「電気」の存在を受け入れたという意思の表れということかもしれません。

正坊《しょうぼう》とクロ

新美《にいみ》南吉《なんきち》

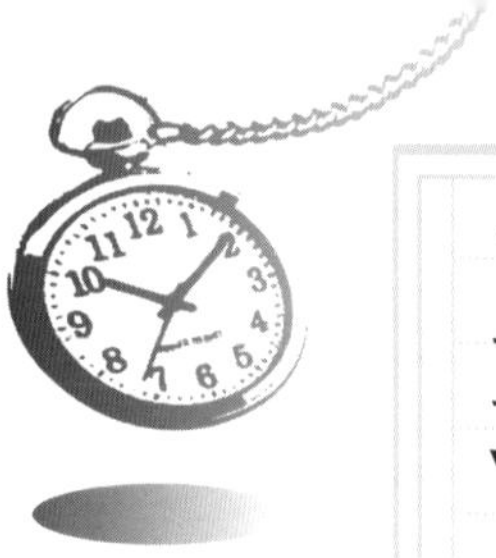

「クロ、出《で》る番《ばん》だよ」
正坊《しょうぼう》はクロをおりの中《なか》から出《だ》すと、れいによって鼻《はな》のうえをなでさすりながら、クロの大《だい》すきなビスケットを、口《くち》の中《なか》へいれてやりました。
舞台《ぶたい》では留《とめ》じいさんが「ゆうかんなる水兵《すいへい》」のラッパを、ならしはじめました。

ラロララ、ラララ、
ラロ、ラロ、ラ、
ラロララ、ラロラ、
ラロ、ラロラ、
ラロ、ラロ、ラロラ、

あらすじ

サーカス団の人気者・黒くまのクロは、ある日、腹痛を起こしてしまうが、薬を飲もうとしない。ところが、正坊が、クロと舞台に出る際に演奏される曲を歌うと、クロは元気を取り戻し、薬を飲むことができた。正坊とクロはますます仲良くなったが、やがて困窮したサーカス団は解散、クロは動物園に売られてしまう。

著者プロフィール
本名、正八。愛知県出身。幼少時に母が死去し、母方の実家の養子となる。母校の尋常小学校に代用教員として勤務するかたわら、敬愛する北原白秋が選者としてかかわる「赤い鳥」に童話『窓』を投稿し、掲載される。その後も『ごん狐』『牛をつないだ椿の木』などを執筆。結核のため、29歳で死去。

ラロ、ラロ、ラ。

正坊《しょうぼう》は、白《しろ》い鳥《とり》のはねのついたぼうしをかぶり、金《きん》ピカのおもちゃのけんをこしにつるして、将軍《しょうぐん》になりすまして、クロのせなかにのっかりました。クロはラッパの音《おと》に歩調《ほちょう》をあわせて、元気《げんき》よく舞台《ぶたい》へ出《で》ていきました。

「あらわれましたのは、ソコヌケ将軍《しょうぐん》に、愛馬《あいば》クロにござーい」

留《とめ》じいさんが口上《こうじょう》をのべますと、正坊《しょうぼう》はクロのせなかから、コロリところげ落《お》ちてみせました。見物人《けんぶつにん》はどっとわらって、手《て》をたたきました。

語彙

ビスケット
洋菓子の一種。小麦粉に牛乳、油脂、卵、砂糖などを混ぜてこね、型に抜き、固めに焼いた菓子。

齋藤先生のここがポイント!

クロと正坊との絆に心を揺さぶられる作品ですが、実は脇を固める様々な登場人物たちもいい味を出しており、それがこの物語の魅力を一段と高めている点を読み取ってください。ラストの再会シーンは涙なくして読めません。

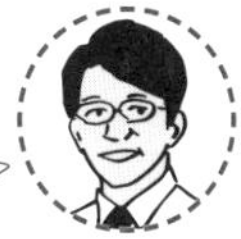

クロがノリにのって芸を演じている場面です。お客の歓声もイメージしながら高揚した気持ちで読みましょう。

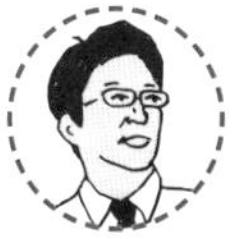

「ラロララ」のところはラッパの音をイメージして滑舌よく元気よく読んでみてください。

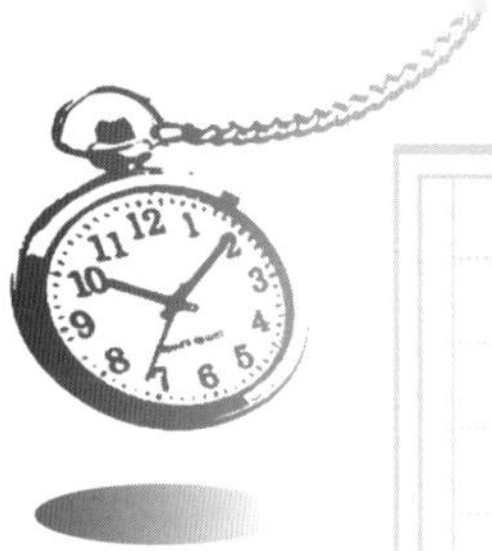

牛《うし》をつないだ椿《つばき》の木《き》

新美南吉《にいみなんきち》

中《なか》をのぞくと、新《あたら》しい井戸《いど》に、新《あたら》しい清水《しみず》がゆたかに湧《わ》いていました。ちょうど、そのように、海《かい》蔵《ぞう》さんの心《こころ》の中《なか》にも、よろこびが湧《わ》いていました。

海蔵《かいぞう》さんは、汲《く》んでうまそうにのみました。

「わしはもう、思《おも》いのこすことはないがや。こんな小《ちい》さな仕事《しごと》だが、人《ひと》のためになることを残《のこ》すことができたからのオ」

と、海蔵《かいぞう》さんは誰《だれ》でも、とっつかまえていいたい気持《きもち》でした。しかし、そんなことはいわないで、ただにこにこしながら、町《まち》の方《ほう》へ坂《さか》をのぼって行《い》きました。

あらすじ

人力車夫の海蔵と牛ひきの利助は喉の渇きを覚え、道を外れて山中の湧き水へと向かう。2人が水を飲んでいる間に道端の椿の木につないでいた利助の牛が、椿の葉を食べつくしてしまった。地主は利助をこっぴどく叱りつける。そんな利助の姿を見て、海蔵は2年もの歳月を費やし井戸を作った。やがて海蔵は日露戦争に召集され、復員することはなかった。

著者プロフィール

本名、正八。愛知県出身。幼少時に母が死去し、母方の実家の養子となる。母校の尋常小学校に代用教員として勤務するかたわら、敬愛する北原白秋が選者としてかかわる「赤い鳥」に童話『窓』を投稿し、掲載される。その後も『ごん狐』『牛をつないだ椿の木』などを執筆。結核のため、29歳で死去。

日本《にほん》とロシヤが、海《うみ》の向《む》こうでたたかいをはじめていました。海蔵《かいぞう》さんは海《うみ》をわたって、そのたたかいの中《なか》にはいって行《い》くのでありました。

ついに海蔵《かいぞう》さんは、帰《かえ》って来《き》ませんでした。勇《いさ》ましく日露戦争《にちろせんそう》の花《はな》と散《ち》ったのです。しかし、海蔵《かいぞう》さんのしのこした仕事《しごと》は、いまでも生《い》きています。椿《つばき》の木《こ》かげに清水《しみず》はいまもこんこんと湧《わ》き、道《みち》につかれた人々《ひとびと》は、のどをうるおして元気《げんき》をとりもどし、また道《みち》をすすんで行《い》くのであります。

語彙

日露戦争《にちろせんそう》

明治37年から翌年にかけて、満州（中国東北部）・朝鮮の支配権をめぐり、日本とロシアの間で行われた戦争。

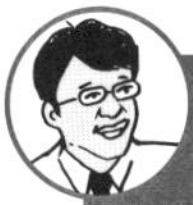

齋藤先生のここがポイント！

私心を捨て村人のために人生を投じると決意した主人公。人間ドラマが感動的なまでに描かれています。新しい井戸を確認するところから、出征シーンへ場面が転換するところなどは映画を見ているような気分にさせられます。

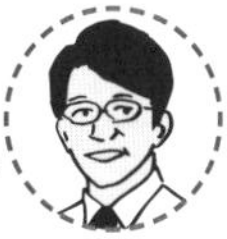

海蔵さんのような人が現実の世にもたくさんいたから今のわたしたちがあるということを再確認したいものです。

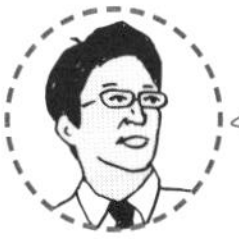

「思いのこすことはないがや」という方言は味があります。人生に悔いなしとの気持ちで声に出してみましょう。

おわりに

2019年の2月に『1話1分の脳トレ　齋藤孝の音読de名著』（宝島社）を出させていただいてから、約1年が過ぎました。

読んでいただいた大勢の方、特にご高齢の方やそのご家族から、「音読をするようになって気力が湧くようになった」「認知症気味の家族の症状が改善された」などのお声をたくさんいただき、大変うれしく思っております。本書はその第二弾ということになります。お楽しみいただけたとしたら幸いです。

前回もお伝えしましたが、音読をする重要なポイントのひとつは、ただ声に出して読むということだけでなく、お芝居をするように読むということです。

登場人物になりきって、快活に読んだり、のんびり読んだり、子どものように読んだり、意地悪な人になって読んだりと、文章ごとにイメージを変えて読むことで、頭と心はどんどん柔軟になっていきます。

そもそも、名作といわれるものは、おもしろく楽しい世界観がそこに創造されており、俗にいう「キャラが立っている」魅力的な登場人物が多く、その人物になりきることで、心の幅は普段の自分より大きく広がります。

それはつまり、他人の気持ちが想像できるようになるということです。自分以外の人の気持ちを想像したり、理解したりすることで共感力が膨らみ、わたしたちの心はより豊かになっていくのです。

優れた作品というのは、短い文章の中にも、作者が選びぬいた心に響く言葉がちりばめられています。読むごとにイメージが自然と湧き起こりますから、頭の中に映像を浮かび上がらせるのは、さほど難しい作業ではありません。わたしが音読の本を作るときに、優れた文学作品を用いる最大の理由はそこにあります。

音読をスポーツに例えるなら、卓越したアスリートの真似をして、なぞるように同じフォームでプレーしてみることに似ています。

あるいは、素晴らしい字を書く書道の達人の手に、皆さんの手を同化させて重ね合わせることができたとしたら、誰もが素晴らしい字を書けるはずです。

知力は人を元気にしてくれます。知力あふれる文豪たちの名文を読むという行為は、文豪のたどった道を踏みしめ、彼らの心に同化することを意味します。

素晴らしい名作は、わたしたちが持つ想像力を掻き立て、このうえなく芳醇《ほうじゅん》なものに成長させてくれるのです。それにより多くの方の心が豊かになるのであれば、筆者としてこれ以上の喜びはありません。

齋藤 孝

参考文献（順不同）

夏目漱石『夏目漱石全集2』『夏目漱石全集5』『夏目漱石全集8』ちくま文庫、森鷗外『阿部一族・舞姫』新潮文庫、森鷗外『雁』岩波文庫、芥川竜之介『羅生門・鼻・芋粥・偸盗』『地獄変・邪宗門・好色・藪の中他七篇』岩波文庫、谷崎潤一郎『吉野葛・盲目物語』『刺青・秘密』新潮文庫、太宰治『走れメロス』『人間失格』新潮文庫、坂口安吾『堕落論』新潮文庫、坂口安吾『坂口安吾全集05』ちくま文庫、有島武郎『一房の葡萄他四篇』岩波文庫、徳田秋声『あらくれ』講談社文芸文庫、佐藤春夫『田園の憂鬱』新潮文庫、佐藤春夫『春夫詩抄』岩波文庫、佐藤春夫『殉情詩集 我が一九二二年』講談社文芸文庫、菊池寛『藤十郎の恋・恩讐の彼方に』新潮文庫、永井荷風『ふらんす物語』岩波文庫、永井荷風『荷風全集 第二十巻』岩波書店、林芙美子『放浪記』新潮文庫、林芙美子『清貧の書 屋根裏の椅子』講談社文芸文庫、梅崎春生『桜島 日の果て 幻化』講談社文芸文庫、岡本かの子『老妓抄』新潮文庫、萩原朔太郎『猫町他十七篇』岩波文庫、横光利一『日輪・春は馬車に乗って他八篇』岩波文庫、山口茂吉他編『斎藤茂吉歌集』岩波文庫、中勘助『銀の匙』岩波文庫、高村光太郎『高村光太郎詩集』岩波文庫、島崎藤村『藤村詩抄』岩波文庫、吉田凞生編『中原中也詩集』新潮文庫、河盛好蔵編『三好達治詩集』新潮文庫、村上護編『山頭火句集』ちくま文庫、小川未明『小川未明童話集』新潮文庫、宮沢賢治『宮沢賢治全集5』『宮沢賢治全集8』ちくま文庫、千葉俊二編『新美南吉童話集』岩波文庫、勝尾金弥編『鈴木三重吉童話集』岩波文庫

●著者紹介

齋藤 孝（さいとう たかし）

1960年静岡県生まれ。東京大学法学部卒業後、同大大学院教育学研究科博士課程等を経て、明治大学文学部教授。専門は教育学、身体論、コミュニケーション論。ベストセラー著者、文化人として多くのメディアに登場。『声に出して読みたい日本語』（草思社）シリーズ累計260万部、『語彙力こそが教養である』（KADOKAWA）、『大人の語彙力ノート』（SBクリエイティブ）など、著書発行部数は1000万部を超える。NHK Eテレ『にほんごであそぼ』総合指導。

●巻頭言

西山耕一郎（にしやま こういちろう）

1957年福島県生まれ。北里大学医学部卒業。医学博士。耳鼻咽喉科・頭頸部外科医師として北里大学病院や横浜日赤病院、国立横浜病院などで研鑽を積む。30年間で約1万人の嚥下治療患者の診療を行う。現在、医療法人西山耳鼻咽喉科医院院長（横浜市南区）。東海大学客員教授、藤田医科大学客員教授。主な著書に『肺炎がいやなら、のどを鍛えなさい』『肺炎がいやなら、ご飯に卵をかけなさい』（シリーズ累計40万部、いずれも飛鳥新社）がある。

●スタッフ

装幀：bookwall
カバー・扉イラスト：オオスキトモコ
本文デザイン& DTP：木下裕之（Kinoshita Design）
本文イラスト：はるか
取材・執筆協力：浮島さとし

肺と脳を鍛える！
1話1分音読ドリル

2020年6月6日　第1刷発行
著　者　齋藤 孝
発行人　蓮見清一
発行所　株式会社宝島社
〒102-8388　東京都千代田区一番町25番地
電話：営業　03-3234-4621
編集　03-3239-0926
https://tkj.jp
印刷・製本　サンケイ総合印刷株式会社

ISBN 978-4-299-00513-7